『医療紛争解決とADR』（弘文堂）
補　遺（2011年10月）

―新・東京三会方式医療ADRの特徴の概要―

1. はじめに

　本書『医療紛争解決とADR』（日弁連ADRセンター双書4）に掲載してある「第2部　ADRによる医療事故紛争解決を考える―パネルディスカッション」（2009（平成21）年3月18日開催の日弁連特別研修会）（46頁以下）および「第3部　東京三弁護士会医療関係事件検討協議会―医療ADR：東京三会モデルの現状と展望」（2010（平成22）年2月3日開催のシンポジウム）（90頁以下）の後、東京三弁護士会（東京弁護士会・第一東京弁護士会・第二東京弁護士会）は、プロジェクトチームを設置して、これまでの東京三会医療ADR（申立て）事例の検証作業とそれを踏まえた改善検討作業を行うとともに（同検証報告書は、東京弁護士会・第一東京弁護士会・第二東京弁護士会のhttp://www.ichiben.or.jp/news20100520iryou.pdfに掲載）、厚生労働省が平成22年3月に設置した「医療裁判外紛争解決（ADR）機関連絡調整会議」（http://www.mhlw.go.jp/stf/shingi/2r98520000008zaj.html#shingi101）における意見交換などを踏まえ、今般、従来の東京三会方式（モデル）（以下、「東京三会方式」という）の基本的な趣旨と制度設計は維持しながら、その重要な一部を改定したので、その改定部分の概要を以下に纏め、「補遺」として本書に挿入することとした。

　本「補遺」は、本書の上記の「第2部」および「第3部」の追記となるものであり、それらの本文と併せて読んでいただきたい。

　なお、便宜上、今般の一部改定したものを「新・東京三会方式」という。

2.「新・東京三会方式」の特徴と概要

(1) 特徴―その1（基本的な制度設計とあっせん人）

図表1〜3に記載のとおりであり、あくまでも両当事者による対話とそれによる相互理解の促進を基盤とした合意形成を目指すことおよびあっせん人構成についての基本的な制度設計には変更はなく、東京三会方式の基本的な特徴である。

また、申立てに土地管轄がないことも従来どおりである（東京都以外からも申立て可能である）。

以上の基本的な制度設計の趣旨や、効用などについては、本書（本文）に記載してあるとおりである。

図表1　東京三会方式の基本的な制度設計

東京三弁護士会医療ADR

東京三弁護士会の各会（**東京弁護士会**―紛争解決センター、**第一東京弁護士会**―仲裁センター、**第二東京弁護士会**―仲裁センター内に各設置）（平成19年9月から開始）
→
　患者側又は医療側代理人として医事紛争解決の経験豊富な弁護士が各1名とそれら以外のあっせん人1名の**3名**のあっせん人にて、いずれも**中立的・公正な立場**から、**当事者の話し合いや説明による相互理解の促進**（**ステップ1**）とそれによる解決に向けた合意形成のための調整を行う（**ステップ2**）

図表2　あっせん人構成

（1）　東京三会方式（モデル）（特徴その1）

①患者側の立場での訴訟・紛争解決経験豊富な
　（**専門**）あっせん人

②医療側の立場での訴訟・紛争解決経験豊富な
　（**専門**）あっせん人

③それら以外の訴訟・紛争解決経験豊富な
　（**一般**）あっせん人

⟶ **3名体制の**あっせん人
↓
中立・公正な第三者の立場から関与

（注）事案の内容、当事者の希望、その他の状況により、あっせん人1名・2名体制も適宜選択可

図表3　あっせんによる交差光線と融合

1. 患者側の立場での訴訟・紛争解決経験の豊富なあっせん人 ⟶ ①**患者側に対する視点**（経験的知見）
　↘ ②**医療側に対する視点**（経験的知見）

2. 医療側の立場での訴訟・紛争解決経験の豊富なあっせん人 ⟶ ③**医療側に対する視点**（経験的知見）
　↘ ④**患者側に対する視点**（経験的知見）

3. それら以外の訴訟・紛争解決経験の豊富なあっせん人 ⟶ ⑤**大所・高所からの視点**（経験的知見）

⟶ **融合**

⇒　訴訟には見られない**東京三会方式の特徴**となっている

※現在、日弁連（ADRセンター）において、全国の主だった弁護士会に対して、この東京三会方式による医療ADRを推進中。

(2) 特徴—その2（申立が可能な事項）

図表4　申立が可能な事項

> **(2) 申立が可能な事項（目的）（特徴その2）**
> ①患者・家族　　→　a. 医療事故を巡る金銭的解決
> 　　　　　　　　　　b. 診療経過や死因などに関する説明
> ②医師・医療機関　→　a. 第三者であるあっせん人立ち会いの下での医療行為などに関する説明
> 　　　　　　　　　　b. 患者・家族との関係の調整など

　医療ADRは、これまでその設置目的として医療事故を巡る金銭的解決を図ることが主たるものとされてきた。

　もちろんそれが主目的のひとつであることは今後とも変わることはなく、新・東京三会方式においても重要な目的のひとつである。

　しかし、それと併せて（**図表4**にあるとおり）「患者・家族側」から（必ずしも金銭的解決を求めるのではなく）診療経過や死因・後遺障害の原因などに関しての説明のみを求めて申し立てることも可能である（この点は、次の「特徴—その3」の手続の改定とも密接に関連する）。

　また、「医師・医療機関側」からも、第三者であるあっせん人が立ち会う形での医療行為などに関する説明を行うことを目的としたり、あるいは患者・家族との医療を巡る関係の調整などを目的として申し立てることも可能であることを明確にした。

(3) 特徴—その3（進行手続）

図表5　進行手続の骨子

> **(3) 進行手続の骨子　（特徴その3）**
> ①まず、「**両当事者の対話の促進とそれによる相互理解**」に向けて、話し合いの交通整理を行う（**ステップ1**）
> ↓　　　※法的な論点に限定することなく様々な
> 　　　　要望を幅広く取り上げ、対話の促進を図る。
> ②それにより、両当事者間に解決に向けた機運が生まれれば、**両当事者の了解**（同意）の下に、
> ③「**具体的な解決に向けた合意形成のための調整**」を行う（**ステップ2**）

　図表5にあるとおり、進行手続につき、原則として、「ステップ1」と「ステップ2」の2つの手続に分けるとともに、ステップ1からステップ2の手続に進行（移行）するためには「両当事者の了解（同意）」を求めることとした（ただし、以上はあくまでも「原則型」であり、事案や両当事者の意向などを踏まえて、より柔軟な例外的対応を排斥するものではない）。

　この手続の改定は、以上の①と③の2つの手続の区別と両当事者の同意を明確にしていなかった従来型の運用方法につき、特に医師・医療機関側からの「説明だけは行いたいと思ってADRに（応諾して）出席すると、結局は何がしかの金銭の支払いを余儀なくされてしまう（ので軽々に応ずることはできない）」との不安と不満などの声が少なからず聞かれたことから、これらの不安や不満などを解消するため、上記の如く進行手続自体を「①と③の2段階に明確に区別する」とともに「両当事者の了解（同意）」を要件とすることにより、審理における透明性と中立性・公正性を（実体面のみならず）手続面においても担保し、（応諾義務のない）相手方が安心と信頼の基にADRに応じて出席できるようにし、もってADRにおける対話と相互理解をより一層図ろうとするものである。

　以上による手続の進行の概略をまとめると**図表6**のとおりとなる。

図表6　手続の進行の概略

```
(4) 手続の進行 （概略）
 申立ての受付 → 相手方の応諾 → ステップ1　（説明や対話による相互理解の促進）
          ※強制力はなし      → 申立人の納得 → 終了
              └→ 不応諾 → 終了
          → 両当事者の了解 → ステップ2　（解決に向けた話し合いの調整）
              （同意）
              └→ 一方の了解（同意）なし → 終了
          ┌→ 合意成立 → 和解契約書の作成 → 終了
          └→ 合意不成立 → 終了
```

(4) まとめ

　以上の「新・東京三会方式」は、（進行）手続における透明性と中立性・公正性の担保と医療を巡る様々な紛争や関係の調整などを目的として医療ADRを幅広く利用可能なものとすることなどにより、これまでの患者側と医療側、医療界と法曹界（ADRに関しては、弁護士・弁護士会）などの対立（感情）の構図を少しでも緩和するとともに、より一層の対話と相互理解の促進延いてはADRの利用の促進を図って行くことを目的としたものである。

(5) 解決事例の紹介（簡略化とモディファイ）（参考）

図表7　解決事例

解決事例の紹介

丁寧な説明のみで解決した事例　5年前に心臓の手術を受けた患者が、再発により再手術後間もなく死亡。患者遺族は、5年前の手術結果の告知が不正確だった、今回の術後の看護や情報提供が不十分だったなどとして、病院に対して慰謝料を求める医療ADRを申し立てた。病院側はカルテの記載を中心に詳細な説明書を作成して期日に提出。患者遺族はこの説明書を検討し、診療経過に納得できたため申立てを取下げ、ADR手続が終了した。

信頼関係が回復し金銭支払により解決した事例	病院で手術を受けた際に神経の損傷を受け、機能障害（眼機能）が残った事故。患者が謝罪と補償を求めて医療ADRを申し立て、病院側に詳しい説明を求めたところ、病院側の丁寧な説明により信頼関係が回復。双方の弁護士による協議と、あっせん人による調整を経て、3回目の期日で、病院側が患者に数百万円の和解金を支払う内容の和解が成立した。
転院をめぐる調整の事例	急性期の治療が終了したので、急性期病院から療養型病院への転院について話し合ったが、患者家族の要望と折り合いがつかなかった。病院は、患者の転院に関する調整を求めて、医療ADRを申し立てた。期日では転院の必要性・受入先病院の紹介や手続などについて話し合いがなされ、双方の弁護士の努力もあり、3か月後を目途として転院するとの和解が成立した。

（注）解決内容は事案により異なります。上の事例は解決の基準を示したものではありません。

(6) 広報（新・東京三会方式（医療ADR）の理解と利用の促進）

大小2種類のパンフレット（小パンフレットは、概要の案内。大パンフレットは、Q&Aによる手続などの説明）を作成して配布するとともに、東京三弁護士会の各々の弁護士会ホームページに上記の手続の詳細や解決事例（簡略化とモディファイ）などを掲載する。

そして、「新・東京三会方式（医療ADR）」の上記の特徴を幅広く広報することにより、その理解と利用の促進を図って行きたいと考えている。

2011（平成23）年10月

西 内 岳

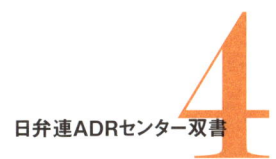

日弁連ADRセンター双書 4

医療紛争解決と

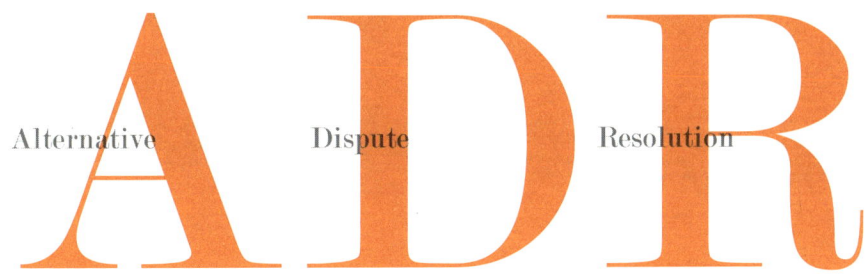

Alternative　Dispute　Resolution

日本弁護士連合会　ADRセンター 編

弘文堂

は じ め に

「ADRの時代」は加速する。

ADR（Alternative Dispute Resolution「裁判外紛争解決機関」）を巡る環境は、ここ数年、めまぐるしく変化を遂げている。

私が、日本弁護士連合会ADR（裁判外紛争解決機関）センター委員長に就任してから、この方、毎年のように、弁護士会ADRに対する各種の需要に応じた対応をとることになった。

まず、「医療ADR」に関する議論の高まりを受け、2008年（平成20年）6月以降、全国8高等裁判所所在地近辺の弁護士会仲裁センター等に「医療ADR」を設置する取組みをはじめ、現在では既設置会も含め、11弁護士会に「医療ADR」を設置することになり、現在その育成発展に努めている。

2009年（平成21年）8月、総務省および社団法人デジタル放送推進協会から日本弁護士連合会に対し、「地デジADR」（受信障害対策紛争処理事業）の相談員、調停員および紛争処理運営委員会委員となる弁護士の推薦を依頼され、日本弁護士連合会から、相談員・調停員候補者として全国各地の弁護士会から180名の弁護士と紛争処理運営委員会委員2名を推薦し、以後、本年7月24日のアナログ波停波にいたるまで、「地デジADR」の事業を行った。

2010年（平成22年）6月以降、金融庁からの協力要請を受け、東京三会を中心に、各金融機関や金融団体との間で「金融ADR」に関する協定書を締結して、弁護士会仲裁センター等の中に「金融ADR」を設置し、その機能強化をはかっているところである。

そして、本年3月11日には、「東日本大震災」が発災し、膨大な数の死傷者と行方不明者をだすとともに、福島第一原子力発電所が爆発し、いまだ終熄をみないのは、周知のとおりである。

弁護士会ADRとしては、現在、この「原子力発電所ADR」の組成に協力することとなるようである。今後、「原子力発電所ADR」がどのようになるのか、関連新法の制定・運用を含めて、予断を許さない状況にある。

「ADR の時代」の加速は、その質および量において、圧倒的であり、まるで荒れ狂う奔流のようである。我々、弁護士会 ADR は、このような「ADR の時代」に対処してゆかねばならないのである。

　このような現状のもと、今般、日本弁護士連合会 ADR（裁判外紛争解決機関）センターが、「日弁連 ADR センター双書」の第 4 巻として、本書で取り扱うのは、「専門 ADR」のうち、「医療紛争解決と ADR」についてである。

　本書では、2008 年（平成 20 年）6 月以降の日本弁護士連合会 ADR（裁判外紛争解決機関）センターによる前述の各地弁護士会おける「医療 ADR」設置の取組みも紹介されている。

　弁護士会 ADR については、現在、全国で 28 弁護士会（31 センター）が「弁護士会仲裁センター」「弁護士会紛争解決センター」等の名称で、弁護士会運営の ADR の実践に携わっている。

　日本弁護士連合会 ADR（裁判外紛争解決機関）センターは、こうした各「弁護士会仲裁センター」等をサポートするため、2001 年（平成 13 年）6 月に、「ADR 関係の調査研究、各単位会の裁判外紛争解決機関の連絡・調整」を目的として、設立されたものであり、全国の各「弁護士会仲裁センター」等の運営をする弁護士会員 90 名余で構成され、適正な ADR 機関の創設・発展に寄与しているところである。

　本書は、第 1 巻（「紛争解決手段としての ADR」〔2010 年刊〕）、第 2 巻（「交通事故の損害賠償と ADR」〔2010 年刊〕）および第 3 巻（「建築紛争解決と ADR」〔2011 年刊〕）に続いて、ADR（裁判外紛争解決機関）センターが、日弁連会員である弁護士に対して、2009 年（平成 21 年）3 月 18 日に行った「日弁連特別研修会」（紛争解決手段としての ADR その 4「医療事故紛争解決の手法を学ぶ」）の内容に、2010 年（平成 22 年）2 月 3 日に行った「東京三弁護士会医療関係事件検討協議会シンポジウム」（「医療 ADR～東京三会モデルの現状と展望」）の内容を加え、所要の加筆・改訂を加え、各種資料を最新のものにあらためて出版するものである。

　本書の大半の記述形式が、基本的に会話調であるのは、この来歴に由来する

のである。

　また、本来「日弁連特別研修会」は、前述のとおり日弁連会員である弁護士のみを対象とするものであるが、本書の内容自体は、弁護士のみならず、ADRに興味を持つ研究者、ADR機関関係者その他の方々にも有用なものと思われるし、ADR利用者にとってもお役に立てれば幸いである。

　なお、本書がなるにあたっても、弘文堂編集部の清水千香さんに、一方ならぬお世話をいただいた。この場を借りて、謝意を表したい。

　　　2011年（平成23年）8月

　　　　　　　　　　　　日本弁護士連合会　ADR（裁判外紛争解決機関）センター
　　　　　　　　　　　　　　　　委員長　渡　部　　晃

医療紛争解決と ADR ● CONTENTS

第1部

[1] 医療訴訟における紛争解決のあり方 ……………………………… 2

Ⅰ はじめに―医療集中部における審理について ……………………… 2
 1 医療訴訟の特色と医療集中部の必要性 … 2
 2 医療集中部における審理のあり方 … 3
 3 前提となる当事者の準備等 … 3

Ⅱ 医療集中部における審理の特徴 ……………………………………… 4
 1 事実関係(診療経過および医学的知見)と法的評価とを
  峻別した主張・立証 … 4
 2 鑑定(カンファレンス鑑定)の位置付け … 5

Ⅲ 争点整理手続のあり方 ………………………………………………… 5
 1 争点整理手続を実質化するための方策 … 5
 2 診療経過等の事実関係についての主張整理 … 5
 3 医学的知見の獲得 … 6
 4 過失、因果関係等に関する争点(当事者の主張)の整理と確定 … 7

Ⅳ 集中証拠調べ(人証調べ)のあり方 …………………………………… 7

Ⅴ 鑑定のあり方 …………………………………………………………… 8
 1 鑑定が行われる事案 … 8
 2 東京地裁における鑑定 … 8

Ⅵ 訴訟の終了―紛争解決の手法 ………………………………………… 9
 1 原告患者側が医療訴訟に求めるもの … 9
 2 医療訴訟の機能と役割 … 9
 3 和解・調停 … 9

Ⅶ おわりに ………………………………………………………………… 10

[2] 医療事故紛争と ADR
―日本の医師会医師賠償責任保険制度とドイツ州医師会が
設立した医療事故鑑定委員会・調停所制度との比較 ……………… 12

Ⅰ はじめに ……………………………………………………………… 12

- Ⅱ 日本の医師賠償責任保険審査会制度について ……………14
    - 1 設立の経緯 … 14
    - 2 本制度の手続の流れ … 16
- Ⅲ ドイツの医療事故鑑定委員会・調停所について …………17
    - 1 設立の経緯 … 17
    - 2 ドイツの調停所・鑑定委員会の現状 … 20
- Ⅳ ドイツの鑑定委員会・調停所の性格について ……………23
    - 1 医療事故の紛争処理における最重要事項 … 23
    - 2 医療事故の紛争に求められること … 23
    - 3 鑑定委員会・調停所等の費用 … 28
- Ⅴ 医療事故のADRを法律上の制度として確立するためには …28

[3] 厚生労働省における取組み ……………………………………30
- Ⅰ これまでの医療安全の経緯 ……………………………………30
- Ⅱ 医療安全調査委員会 ……………………………………………31
    - 1 診療行為に関連した死亡の調査分析モデル事業 … 31
    - 2 医療死亡事故の調査等に関する新しい仕組みのイメージ … 33
    - 3 医療の安全の確保に向けた医療事故による死亡の原因究明・再発防止等の在り方に関する試案（第三次試案）… 34
- Ⅲ 産科医療補償制度 ………………………………………………36
- Ⅳ 医薬品副作用被害救済制度 ……………………………………41
- Ⅴ 医療安全推進室関係予算 ………………………………………43

第2部 ADRによる医療事故紛争解決を考える
―パネルディスカッション

- Ⅰ 東京三会医療版ADRの現状と分析 …………………………46
    - 1 設立の経緯 … 46
    - 2 基本方針 … 47
    - 3 1年間の実施状況 … 48
    - 4 まとめ … 50
    - 5 3名体制のメリット・デメリット … 52

Ⅱ　東京三会の医療 ADR 仲裁人等を経験して ………………………… 54
　　Ⅲ　日弁連医療 ADR 特別部会 ……………………………………………… 56
　　Ⅳ　医療 ADR の上手な利用方法 ………………………………………… 58
　　Ⅴ　まとめ ………………………………………………………………………… 83

第 3 部　東京三弁護士会医療関係事件検討協議会
　　　　　―医療 ADR：東京三会モデルの現状と展望

　　Ⅰ　はじめに ……………………………………………………………………… 90
　　Ⅱ　東京三会医療 ADR ……………………………………………………… 90
　　　　1　はじめに…90
　　　　2　ADR のモデル類型…91
　　　　3　医学(医療)的知見の導入の問題…92
　　　　4　「法律的適合性」確保の問題…93
　　　　5　「いわゆる東京三会方式」とは…94
　　　　6　話し合いの過程…95
　　　　7　これからの展望…96
　　Ⅲ　医療 ADR のアンケート結果の中間報告 ………………………… 98
　　　　1　はじめに…98
　　　　2　統計結果…98
　　　　3　アンケート調査結果…102
　　　　4　まとめ…109
　　Ⅳ　医療 ADR に関する取組み …………………………………………… 110
　　　　1　はじめに…110
　　　　2　医療 ADR 特別部会の設置の経過…110
　　Ⅴ　事例紹介 …………………………………………………………………… 113
　　　　1　申立人代理人としての事例…114
　　　　2　医療側代理人としての事例…117
　　Ⅵ　パネルディスカッション ………………………………………………… 126
　　　　1　1 名体制の事例…126
　　　　2　1 名体制・複数体制を選択する理由…128
　　　　3　応諾・不応諾の理由…130

4　第三者としての医師の関与が必要か否か … 133
5　医療 ADR の進め方に求められるもの … 139
6　医療 ADR 制度の利用目的 … 141
7　質疑応答 … 144

資料 *1*　診療経過一覧表 … 152
資料 *2*　診療経過一覧表の作成について … 154
資料 *3*　争点整理表 … 155
資料 *4*　診療行為に関連した死亡の調査分析モデル事業
　　　　　標準的な流れ … 156
資料 *5*　診療行為に関連した死亡の調査分析モデル事業
　　　　　評価結果の概要 … 162
資料 *6*　医療の安全の確保に向けた医療事故による死亡の原因究明・
　　　　　再発防止等の在り方に関する試案—第三次試案 … 164
資料 *7*　医療安全調査委員会設置法案(仮称)大綱案 … 178
資料 *8*　医療 ADR 事件一覧　東京弁護士会分 … 190
資料 *9*　医療 ADR 事件一覧　第一東京弁護士会分 … 192
資料 *10*　医療 ADR 事件一覧　第二東京弁護士会分 … 193
資料 *11*　東京三弁護士会医療 ADR 仲裁解決事例報告書 … 194
資料 *12*　紛争類型別受理事件一覧表 … 237
資料 *13*　紛争類型別解決事件一覧表 … 238
資料 *14*　医薬品副作用被害救済制度・生物由来製品感染等
　　　　　被害救済制度の給付一覧 … 239

事項索引 ……………………………………………………………………… 240

第1部

[1] 医療訴訟における紛争解決のあり方
村田　渉（東京地方裁判所民事第34部　部総括判事〔2009年当時〕／現：司法研修所2部民裁教官）

[2] 医療事故紛争とADR
―日本医師会医師賠償責任保険制度とドイツ州医師会が設立した医療事故鑑定委員会・調停所制度との比較―

畔柳達雄（弁護士）

[3] 厚生労働省における取組み
佐原康之（厚生労働省医政局総務課医療安全推進室長〔2009年当時〕／現：同省医政局研究開発振興課長）

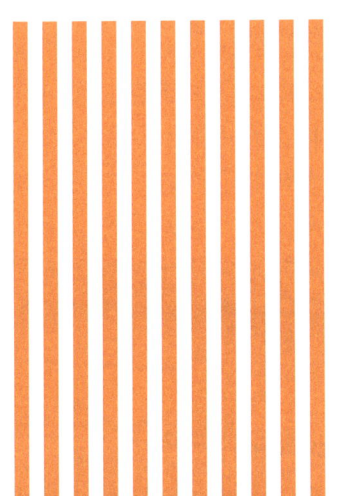

［1］ 医療訴訟における紛争解決のあり方

村田　渉（東京地方裁判所民事第 34 部　部総括判事〔2009 年当時〕）

I　はじめに—医療集中部における審理について

　私は、平成 19 年 4 月から現在（平成 21 年 3 月）まで約 2 年、医療集中部である東京地方裁判所民事 34 部で医療訴訟を主に担当しております。このように経験の浅い私が、「医療訴訟における紛争解決のあり方」などという大きなテーマでお話しさせていただくのもおこがましいのですが、ご指名ですのでお話しさせていただきたいと思います。

1　医療訴訟の特色と医療集中部の必要性
　　—被害者を救済し、医療崩壊を招かない医療訴訟の実現—

　まず、医療訴訟の特色と医療集中部の必要性についてお話します。医療訴訟というのは、皆さんご存じのとおり、審理や裁判に際して医学上の専門知識が要求される専門訴訟の代表選手で、ともすれば難しい事件となり、審理期間が長期化する傾向にありました。貸金等の通常事件に比べますと、現在でも長期化傾向にあります。

　医療訴訟は、実質的に見ますと、人の生命身体を左右する医療について医療側の責任の存否を判断し、事案に応じて被害者の被害救済を図り、また医療側への嫌疑を払拭することになりますので、現在の医療あるいは今後の医療のあり方に対する重大な影響を持っている訴訟です。そうしますと、医療訴訟はできるだけ早期に被害者を救済し、医療への疑惑を払拭して、患者と医療側の信頼関係を回復することが大事なことであって、被害者を救済しつつ、医療崩壊を招かないような医療のあり方を考えるということも、医療訴訟に求められているのではないかと思います。そのような観点から、専門的な知見を蓄積し、また生かすために、平成 13 年 4 月に東京地裁に 4 カ部の医療集中部が創設さ

れました。

2 医療集中部における審理のあり方
―当事者の主体的参加と裁判所の適切な訴訟指揮―

次に、医療集中部における審理のあり方ですが、まず診療経過について、被告医療機関側の早期の診療情報の開示を受け、必要とされる医学的な知見を獲得し、それらを提供していただきます。その上で、診療経過と医学的知見についての争いの有無を争点整理手続で確認します。さらに、医学文献・原告側意見書・被告側意見書・陳述書等を利用して争点整理手続を行い、その後、集中証拠調べに入ります。原則的に1期日ないしは2期日で人証調べを終えて、判決の段階に至ります。

多くの事件は、後にも述べますが、この集中証拠調べで終わります。東京地裁医療集中部では、鑑定というものはさほど多くありません。これは東京地裁医療集中部の1つの特徴になっております。これらの審理のあり方を実現するためには、原告側・被告側の双方当事者の主体的な参加と裁判所の適切な訴訟指揮を必要とすることはいうまでもありません。

3 前提となる当事者の準備等
(1) 原告患者側の準備等

そうしますと、前提として当事者の準備が必要になります。原告患者側の準備としてまず何よりしていただかなくてはならないのは、診療録等の入手と検討です。また必要に応じて、前医・後医からの診療録等の入手と事情聴取、それから、医学的知見を獲得するための医学文献の調査、その上で、協力医との相談・意見書の入手をしていただき、さらに抑えとして、下級審を含めた裁判例の調査・検討をしていただくということになります。

特に、協力医との相談・意見書の入手はぜひともやっていただきたいと思っています。これをせずに、訴え提起をするのは非常に大きな危険を伴いますので、医療集中部の裁判官として協力医との相談・意見書の入手はぜひお願いしたいところです。

(2) 被告医療機関側の準備等

　これに対しまして、被告医療機関側にも準備していただかなくてはならないことがあります。まず心構えとして、医療行為とその結果についての責任を自覚していただきたい。それから、紛争解決についての熱意を持っていただきたい。また、原告患者側の主張・立証に反証するというだけでなくて、患者側が問題とする悪い結果は、このような医学的機序に基づくものだということを、主体的な努力で積極的に解明をしていただきたいと思っております。その上で、患者側に対する医療経過等についての必要十分な説明も必要です。これは、実体法的にも顚末報告義務の履行という面がありますので、ぜひお願いしたいと思います。また、近時は東京地裁医療集中部では、大分実現されてきていると思うのですが、主張・立証責任の所在に拘泥しない、積極的な主張・立証活動をお願いしたいと思っています。

Ⅱ　医療集中部における審理の特徴

1　事実関係（診療経過および医学的知見）と法的評価とを峻別した主張・立証

　医療集中部における審理の特徴としては、医療訴訟は、診療経過および医学的知見と法的評価とを峻別することから始まるということです。具体的には、診療経過一覧表等による事実関係の確定、過失・因果関係等に関する争点の整理と確定、医学的知見に関する主張と証拠の提出、協力医の陳述書・意見書の活用ということをまず念頭に置いていただきたい。また、どうしても医学的知見が足りない、あるいは医学的知見を当該事案に具体的に当てはめることができないというようなことがあれば、専門委員による医学的知見の獲得等によって医学的知見のフォローをしてもらいたいと思います。その上で、充実した争点整理手続ができましたら、集中証拠調べによって争点に対する判断を確定していくというふうになります。

2 鑑定（カンファレンス鑑定）の位置付け

　鑑定につきましては、全件について鑑定を実施しているわけではなく、必要に応じて限定的に運用しているのが東京地裁医療集中部の実情です。東京地裁医療集中部における鑑定の位置付けは、従来の鑑定の位置付けとは少し異なってきているように思っています。カンファレンス鑑定（原則として3名の医師を鑑定人に指定し、事前に簡潔な鑑定意見要旨を提出した上で、口頭で鑑定意見を述べる方式で行われる口頭複数鑑定）というものを原則的に採用しており、争点整理と集中証拠調べを実施しても適用されるべき医学的知見の内容等に争いがあるか、医学的知見の当該事案への当てはめ等についての判断が困難である事件などに限って用いられているようです。

　平成17年から20年にかけての医療集中部における鑑定率は、既済事件についてみると、平均で約3.92％にとどまっています（平成22年は約4.47％〔概数〕）。

Ⅲ　争点整理手続のあり方

1　争点整理手続を実質化するための方策

　次に、争点整理手続を実質化するための方策についてお話します。まず、当事者双方から、早期かつ積極的に診療経過・医学的知見について主張していただくことが重要です。そして裁判所もそれらを十分読み込んで、主張と立証をよく見た上で十分（適切）な釈明をする。そのような方法により、争いのない事実を確定し、あるいは真の争点について共通の認識をしてもらうということで、争点整理手続を実施しています。

2　診療経過等の事実関係についての主張整理

　争点整理手続で重要な役割を果たすのが、診療経過一覧表（資料1〔152頁〕参照）です。これは、当事者の診療経過等の事実関係についての主張を時系列的に整理し、診療録・レントゲンフィルム・看護記録等の証拠との対応関係も

明記したものです。まず被告が診療録等に基づいて大まかなところを記載し、それに原告が異議がある事実、追加・訂正すべき事実等を記載するという形で作成しています（資料2〔154頁〕参照）。また、以前には、診療録についてどちらが提出すべきか、原告なのか被告なのかという点で争いもあったのですが、現在では被告が訳を付けて提出するという運用で定着しています。

3 医学的知見の獲得

問題となるのが、医学的知見の獲得です。実は、医療集中部ができる前には、当事者双方から必要十分な医学的知見が提出されることがあまり多くなかったので、いきおい争点を整理しないまま、注意義務違反の有無や因果関係の有無について尋ねるというような、包括的な鑑定になりがちだったのです。ところが、近時は医療情報に対するアクセスがずいぶん改善されて原告側からも容易になったことと、被告の側においても、ある意味、主張・立証責任をあまり意識しない、あるいは主張・立証責任にこだわらない、主体的・積極的な主張・立証をしていただけるようになったことから、争点整理手続において、鑑定以外の方法によっても必要十分な医学的知見の獲得が可能になりました。これによって、必ずしも鑑定をするまでもなく、裁判官が心証形成を行い判断することができるようになったと感じています。

では、実際に鑑定以外の方法として、どのような医学的知見の獲得方法があるかということですが、医学的知見についての書証等の提出については、医学文献、協力医の意見書、前医・後医への調査嘱託、書面尋問、協力医・担当医への尋問といったものがあります。

先ほどもいいましたが、「医療集中部で鑑定が少ない理由」は何かというと、両代理人のより早い段階での様々な方法による医学的知見に関する主張・立証によって、鑑定を待つまでもなく裁判所が心証形成を行い判断できるということです。医学的知見に関して適正な争点整理を行い、争点整理を終えて人証調べを行う段階では、すでに必要な医学的知見は獲得できていることが多いことから、適正・迅速な医療訴訟を実現できるようになっているものと思っています。

ここで、専門委員制度の活用について一言述べさせていただきます。東京地裁医療集中部において専門委員が利用された件数は、年平均5件程度です。大体新受、既済ともに200件程度が、東京地裁において1年間で処理されていますので、約2.5%で専門委員が利用されていることになります（平成22年で専門委員が利用されたのは4件〔概数〕）。積極的な活用とはまだまだいえませんが、それでも医療事件の適正・迅速な審理には専門委員制度が非常に役立っています。

4　過失、因果関係等に関する争点（当事者の主張）の整理と確定
―争点整理表（事実整理案、主張要約書等）の作成による主張整理

　争点整理が出来上がった段階で、裁判所と当事者が協力して、過失・因果関係等の主張について争点整理表（**資料3**〔155頁〕参照）や主張要約書を作成するという運用をしております。

　争点整理において過失について主張をまとめる際、これはぜひ気を付けていただきたいと思うのは、まずは、悪い結果が生じた原因と医学的機序を確定した上で、①注意義務の具体的な内容は何か、②注意義務の存在を基礎付ける具体的な事実は何か、③注意義務の存在を基礎付ける医学的知見は何か、④注意義務違反の具体的態様は何か、ということです。また、因果関係について主張をまとめる際には、まず医学的機序の分析をすることが大切です。それから、注意義務が尽くされた場合の医学的機序、これを裏付ける医学的知見が十分に主張・立証されているかを考えていただくことも大切です。また、統計的な数値があるかというような点につきましても注意していただきたいと思います。

Ⅳ　集中証拠調べ（人証調べ）のあり方

　争点整理が終わると集中証拠調べに入りますが、これを有効なものとするためには、次のような点がポイントになります。
　まず、争点が、医学的知見に基づいて真の争点に絞られていること。また、

争点との関係で必要な検査数値等が記載された検査結果一覧表・診療経過一覧表が、事前に提出されていること。それから、正しい医学的知見に基礎を置いた原告側協力医の意見書、あるいは被告側協力医の意見書および被告担当医の陳述書等が作成・提出されていること。さらに、弾劾証拠を除く書証のすべてが事前に提出されて、両当事者において十分に検討されていることです。

V 鑑定のあり方

1 鑑定が行われる事案―鑑定の減少とその理由

先ほどもいいましたように、実は鑑定はあまり多くないのです。特に東京地裁医療集中部では、医療事件に関する知識と経験の蓄積があり、被告・原告の積極的な関与による診療情報の開示ないしは医学文献の提出によって、鑑定をするまでもなく裁判官が心証を得て判断することができる事件も少なくないように思います。したがって、鑑定を実施する事件は、争点整理および人証調べを経ても心証形成ができない事件のみであるということになります。

2 東京地裁における鑑定―カンファレンス鑑定

先ほど、東京地裁医療集中部における鑑定は、原則的にカンファレンス鑑定であると申し上げました。カンファレンス鑑定というのは、要するに3名のドクターが鑑定人となり鑑定期日において話し合いをしながら、事件の真相を究めていくという手続になっています。期日には議論をするわけですけれども、期日の前に簡単な書面、意見要旨を出していただいた上で、相互に意見交換を行って適正な鑑定内容にしていくという運用を行っています。

カンファレンス鑑定の特徴として挙げられるのは、1番目には的確な鑑定意見が得られるということ、2番目には鑑定結果の信頼性が得られるということです。議論を3名の鑑定人の間で行うので、一般に鑑定結果の信頼性が高いといわれております。また手続の透明性が図られていて、複数の専門医による鑑定結果の形成過程が明らかになるので、公平性・客観性が確保されている。ま

た、カンファレンス鑑定の結果は当事者の理解が得られやすく、裁判所の心証形成も容易であるともいわれています。さらに、複数の鑑定人による鑑定なので鑑定人の精神的負担が軽減されますし、また意見要旨の提出で足るということから鑑定人の時間的負担も軽減されて、鑑定人の確保が容易になるともいわれています。

Ⅵ 訴訟の終了―紛争解決の手法

1 原告患者側が医療訴訟に求めるもの―医療訴訟の目的

手続を終えると、いよいよ訴訟の終了、具体的な紛争解決ということになります。原告患者側は、真実解明と再発防止、被害塡補、損害の十分な賠償を期待して医療訴訟を提起していると考えられます。

2 医療訴訟の機能と役割

医療訴訟に期待される機能と役割を考えますと、第1番目が裁判所の下での事案・事象の医学的な解明。次に、診療経過等についての説明と納得の機会の確保、訴訟前の誤解等の解消。それから、当事者の認識・理解の共通化と、訴訟におけるやり取りを通じての被害感情・感情的対立の沈静化。これにはカウンセリング効果があるともいわれています。また、実際に過誤があるのであれば、損害の公平な分担と十分な賠償ということになります。これらを通じて、医療への信頼の回復・確立と医療の将来に対する期待の醸成という機能と役割を果たすことが期待されています。

3 和解・調停

次に、和解・調停についてお話しします。医療訴訟における全国レベルの和解率が50％前後であるのに比べまして、東京地裁は60％を超える和解率を誇っています。通常訴訟の和解率が30〜40％程度であることに比較しますと、医療訴訟における和解はより重要な位置を占めているということになります。

医療訴訟における和解の特殊性としては、まず事件の見通しを持たなければならないのですが、これが非常に難しい。しかも裁判所の行う和解の傾向として、判決志向性が高いといわれています。つまり、結論的に判決と大きく乖離することのない和解を勧試しようとする傾向が強いということです。そうしますと、少なくとも医療情報（診療録、医学文献等）の開示を得て、釈明等による主張・立証の十分な整理をした上での和解ということになります。

　医療訴訟において和解ができる理由は、患者側と医療側にそれぞれの理由があると思っています。裁判所としては、当事者双方の事情を考慮しながら、判決の場合よりも早期の解決となること、精神的・経済的な負担から解放されること、判断がなかなか難しい部分があること、長期に医療訴訟が継続すると感情的なしこりも出ること、被害が甚大であることなどを考慮して、和解はどうかと和解勧試をすることになります。

　裁判所が和解勧試をする際には、まず当事者の訴訟における真の目的・意図はどこにあるかということを確認し、十分な事情聴取をした上で、判決の内容と大きく乖離することのないような和解を勧試しています。また、当事者双方に対し、それぞれの主張や証拠上の問題点等を指摘するなど、和解案の内容についても十分に説明できるようにしています。

　また、当事者双方が絶対に譲歩しないという場合には、無理をせず時期を見て和解打ち切りを考えます。

Ⅶ　おわりに

　医療訴訟における紛争解決にとって重要なことは、まず診療経過・治療行為の内容等を明らかにすることです。また、被告も原告も、相手方の言い分を正確に理解しようと努めていただきたいと思います。思い込みで準備書面が出されて、話がかみ合わないということも少なくないので、ぜひ代理人だけではなく本人にも冷静になっていただいて、じっくり相手方の提出する準備書面を読んでいただきたい。また、適切な医学的知見をできるだけ多く裁判所に提出し

ていただきたいと思います。

　そして、東京医科歯科大学の高瀬浩造先生の言葉なんですが、Valid な（正しく有効な）医療情報と Invalid な（正しくとも有効でない）医療情報、レトロスペクティブ（後方視的）な観点とプロスペクティブ（前方視的）な観点を区別してください。「後医は名医」といわれますけれども、因果関係はレトロスペクティブに、過失はプロスペクティブに判断しようと心がけてください。最後に、裁判官としては、これは EBM（Evidence Based Medicine）の理念と同じということになりますが、良心的に、明確に、分別を持って、最新最良の医学的知見を用いて裁判したいと思っております。

[2] 医療事故紛争と ADR
―日本の医師会医師賠償責任保険制度とドイツ州医師会が
設立した医療事故鑑定委員会・調停所制度との比較―

畔柳　達雄（弁護士）

I　はじめに

　実は、先週（2009年3月）加藤一郎先生を偲ぶ座談会に行ったんです。そのとき集まったメンバーが、森嶌昭夫先生、さいたま地方裁判所所長（現在は最高裁判事）の寺田逸郎裁判官、宮原守男さん。司会は森嶌昭夫先生と淡路剛久先生。
　1989年（平成元年）、ちょうど20年前にジュリストで「不法行為制度と被害者救済」という座談会をやったのですが、その座談会のメンバーが集まったというわけです。一体そのとき何をやったかほとんど覚えていなかったので、改めてジュリストを出してみましたら、まさにADRのことを一生懸命議論しているんですね。
　平成元年というのはいろいろなことのあった年ですが、少なくともまだその時点では、日本弁護士連合会はADRに対して消極的な意見が多かった。加藤一郎先生が交通事故裁定センターを作ろうというときも、日弁連では完全に意見が2つに分かれて大論争をしました。1978年3月の日弁連理事会でやっと裁定センター（交通事故紛争処理センター）を認めることになったのですが、ただ認めるにしてもいろいろ制限を付けた。1989年の座談会のときは、その被害者がみんな集まっているような感じでした。当時言っていたことを全て申し上げるつもりはありませんが、要するに裁判所でなくてはいけないというのが弁護士会の主張でした。裁判外にそんな紛争処理機関を作るのは国民の裁判を受ける権利を奪うことだと、また弁護士法に違反するという、その2つが大きな論拠で議論されました。

私は当時日弁連の理事を務めていて、まさにひっくり返ったときに、大阪の隅田勝己さんというわれわれの同期の弁護士が、すごく分厚い裁定センター反対論を書いて出していた。その人は、東京の有力な弁護士会に従っていたら2階へ上がって梯子を取られたと言って、本当に泣いた。そういう経験をしていまして、その後もどちらかというとADRに消極的だった日弁連が、今この時期になってADR、ADRと言い出したのは、私は本当に感無量というのか……。

　実は、第二東京弁護士会のわれわれの周辺にいた人たちがADR運動を始めたわけです。一番の中心は米津進（9期）さん、徳永昭三（13期）さんの2人、学者では霜島甲一さん、加藤雅信さん、栅瀬孝雄さんなどです。実際にはだいぶ後になってから、この運動に原後山治（6期）さんが乗って、ついに今回、「裁判外紛争解決手続の利用の促進に関する法律」ができるに至ったわけです。私自身は、人的・物的施設の確保・維持に要する費用まで計算すると、裁判所の調停制度をさまざまな専門分野に対応できるよう改革することが近道だと考えているので、米津さんや原後さんには反対はしないが、必要があれば批判するという立場を貫いています。そういう意味では、必ずしも私はADRの積極論者ではありません。しかし、経済的に維持可能であれば、あって悪いとも思いませんし、それはそれで重要な役割を果たすだろうと思っております。

　最近、もう1つ非常に憂うべきというか、われわれが考えていないようなことが医療の世界で、起きています。「医療メディエーション」と称する運動がそれです。医療機能評価機構という厚生労働省の外郭団体まで絡んで、中規模以上の病院に対して、医療メディエーターなるものを配置して医療メディエーションなるものをやれと言っている。これが本当にADRなのかどうか、きちんと議論し検証する必要があります。本日これから議論するのは、われわれは弁護士ですから、あくまで医療事故で起きた損害賠償の問題をどう処理するかということに絞って話をしたいと思います。医療界では中央官庁がバックアップしてまがいもののADRがまかり通ろうとしている、そういう心配があるので、私は今日、それだけでも言いに来る意味があると思って出席しているわけです。前提はあくまで医療事故の紛争処理の中で最も一番重い経済的な紛争の

処理をどうするかということに限ってお話しさせていただこうと思います。

II 日本の医師賠償責任保険審査会制度について

1 設立の経緯

　医療事故をめぐる賠償責任保険制度には様々な態様があります。大雑把に言いますと、まず、医師個人が事故を起こした場合の損害賠償責任を塡補する保険で、狭義の「医師賠償責任保険」と呼ばれるものがあります。これに対して、病院など医療施設（機関）の開設者が、開設している病院内で起きた医療事故、施設管理事故などによって開設者に生ずる損害賠償責任を塡補する保険で、いわゆる「病院保険」と呼ばれるものもあります。医師・看護師など様々な医療従事者関連の事故について、使用者が負担する損害賠償責任が担保されています。

　1973年7月1日発足した「日本医師会医師賠償責任保険」制度は、前者すなわち、「医師賠償責任保険」の一態様ですが、特定医師の指示下で働く看護師などによる事故を含めて塡補するもので、部分的に使用者責任も含んでいます。日本医師会はもともと開業医中心の団体ですが、近年の時代の変化の中で、国・公（独立行政法人）立大学などの勤務医が大量に入会しており、使用者との関係で、勤務医個人の責任負担部分の塡補が、問題になる例も増えています。

　日本で、医師賠償責任保険制度の中に、常設された「賠償責任審査会」を置いているのは、多分「日本医師会医師賠償責任保険」だけだと思います。保険会社が全てを運用している他の医療事故保険には、日本医師会医師賠償責任保険制度が有するような常設の審査会制度は、多分存在しません。

　発足時に全会員に配布した解説書には、次のよう記載があります。

　「不幸にして、医療事故による紛争が生じた場合には、医師は、どう対処すべきであろうか。その『あるべき姿』も、自ら明かである。医師としては、自己の責任の有無について厳密な医学的判断と適正な法律的判断に基づく判定を

受けたうえで、責任ありと判定された場合には、被害者に対して十分な補償をなすべきであり、また、責任なしと判断された場合には、国が被害者救済を図るべきである。しかし、現状では、こうした『あるべき姿』による紛争処理は不可能である。医師の責任の判定機構もなければ、医師が高額賠償の負担に耐えるための経済的裏付けもなく、国の被害者救済制度も存在していないのである。したがって、紛争の処理にあたっては、医師の責任が不明確のまま適度の金銭補償を行なうという処理方式が中心とならざるをえないことになる。そして、こうした当面の解決のみをこととする方式の積み重ねの結果、紛争処理の現実は『あるべき姿』からますます遊離し、医事紛争の抜本的解決は困難になるだけである。これを放置すれば、国民医療の危機を招来するといっても過言ではない。」「国民医療に対して責任をもつ日医としては、この現状を座視することはできないのである。すなわち、日医が、自らの力でなしうるだけのことをなしたうえで、あらためて国の施策を問わざるをえない。では、自らの力でなしうることは何か。それは『あるべき姿』の実現のために、公正な『判定機構』に医師の責任の判断を委ねるという途を開くとともに、あわせて、医師が高額な賠償に耐えられるような『経済的保証』を行なうことである。以上のような決意と構想の下に生まれたのが、今日の日医賠償責任保険制度である。」「この制度では、医師の『経済的保証』を確保する最善の対策として賠償責任保険制度を活用するとともに（これ以外に経済的保証を確保する方法はない）、それに第三者的『判定機構』を加え、さらに、従来の都道府県医師会の努力の成果を基礎とした独自の紛争処理手続を導入することによって、いわば車の両輪ともいうべき『判定機構』と『経済的保証』とが有機的に機能するように組み立てられている。したがつて、この両輪が適正に操作されるかぎり、理想に走りすぎて却って制度が無力化するという恐れもないのであり、きわめて特色のある紛争処理制度になっている、と確信している。」

　このような考え方の下に創設されたのが、日本医師会医師賠償責任保険制度です。

2　本制度の手続の流れ

　この制度は、保険制度の中核に、保険会社からも日本医師会からも独立した「賠償審査委員会」を設置し、その判断・指導の下に保険制度を運用しているところに、1つの特徴があります。審査会の構成は医師6名、法律家4名、計10名からなり、いずれの方々もそれぞれの分野の第一人者です。1カ月に1回、定期的な審査会を開き、調査委員会からの調査結果を受けて、1件1件審査し、結論を出しています。

　調査委員会は日本医師会の中に常置され、まず医師委員が（事件の付託者である都道府県医師会などと協力して）担当する事件について事実関係を調査し、週1回開かれる調査委員会で報告し、全員で審議して、調査委員会としての事実関係の調査と責任の有無についての意見を集約し、審査委員会の判断を仰ぐことになっています。

　調査委員会の委員は、各分野の専門の医師約15名、弁護士6名、保険会社員2名などから構成されており、医師委員の大半が医科大学の教授、元教授で、10年以上の調査経験を有しています。

　審査会の審査結果（①有責、②無責、③事実関係不明経過を見て判断）は日本医師会、保険者に知らされ、両者はこの判断に基づき以後の手続を進めることになります。日本医師会について言いますと、付託者である都道府県医師会に結果が伝えられ、都道府県医師会から医師（代理人弁護士）に方針が示されます。

　設立当初の考え方では、1事件1審査会を予定していましたが、事実関係が不明な事件や、事実関係は明らかでも損害額についての意見の相違が著しい事件が少なくなく、かなりの事件について訴訟・裁判による事実関係の解明を要することが明らかになり、訴訟の推移を見ながら、時期を見て再審査を受ける必要が生じてきました。

　そのため、当初は予定していなかった再審査制度をとり入れて、③に該当する事件を適宜処理する体制を整えたという経緯があります。

　図表1は、外国で日本の民事裁判・医療事故裁判などについて説明するために作成した表を、アップ・ツウ・デートしたものです。

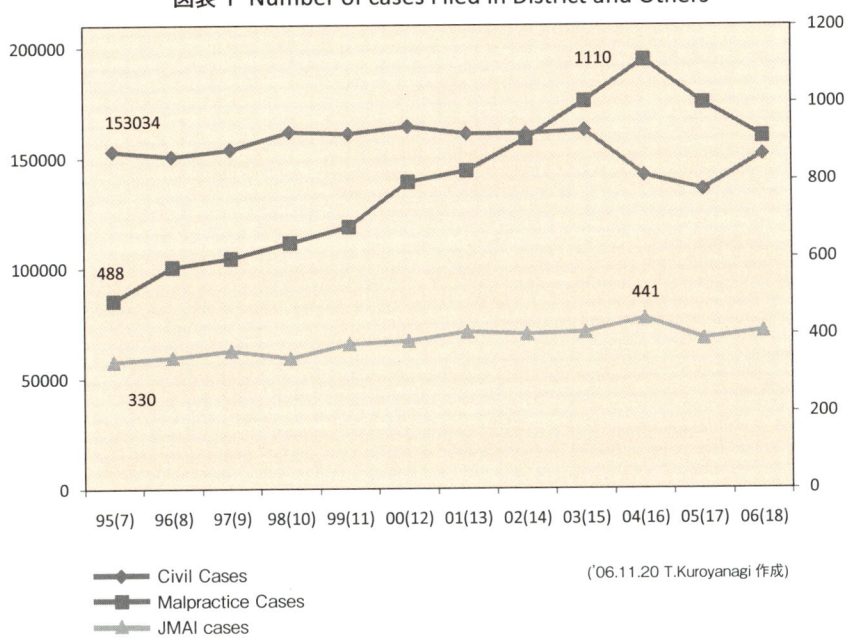

図表1 Number of cases Filed in District and Others

（グラフデータ：
Civil Cases: 95(7) 153034 … 04(16) … 06(18) 約154000
Malpractice Cases: 95(7) 488 … 04(16) 1110 … 06(18)
JMAI cases: 95(7) 330 … 04(16) 441 … 06(18)）

('06.11.20 T.Kuroyanagi 作成)

図表2は日本医師会医師賠償責任保険の処理に関する概念図（ドイツ語訳）です。ドイツで日本の状況を説明するために、ハンブルクのシェアー弁護士（現在フンボルト大学教授）に翻訳していだいたものです。

Ⅲ　ドイツの医療事故鑑定委員会・調停所について

1　設立の経緯

　Dieter Giesen によると、ヨーロッパ諸国では1970年代以降、医療過誤訴訟の増大に直面するようになり、「費用が最小限で済み、クレームが手早く片づくようにとの（ときによると自己宣伝された）関心の中で、『ボランタリーな仲裁委員会』および『医療専門家パネル』が、フランスおよびスイスでも同じように考慮され、設立された。しかしもっとも顕著なのはドイツであり、そこで

図表2　Ablaufschema der Erledigung von Rechtsstreitigkeiten（JMA）
法的紛争処理のフローチャート

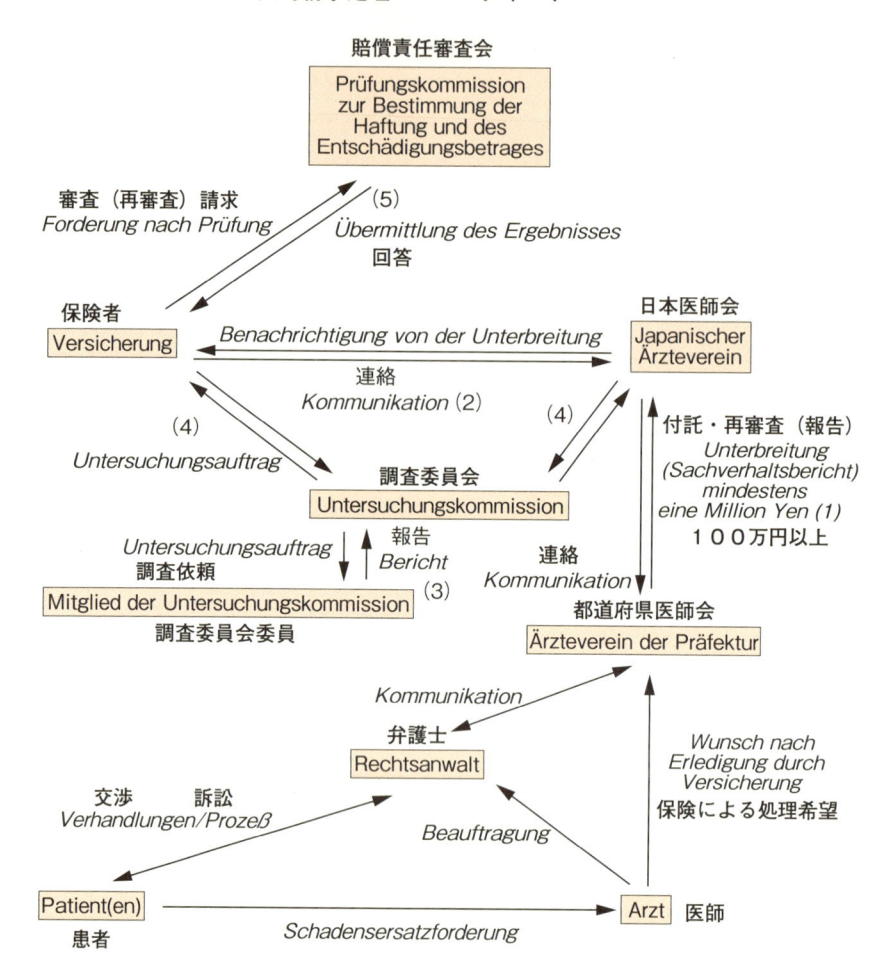

賠償責任審査会
Prüfungskommission zur Bestimmung der Haftung und des Entschädigungsbetrages

審査（再審査）請求
Forderung nach Prüfung

(5) Übermittlung des Ergebnisses
回答

保険者
Versicherung

Benachrichtigung von der Unterbreitung

日本医師会
Japanischer Ärzteverein

連絡
Kommunikation (2)

(4)
Untersuchungsauftrag

調査委員会
Untersuchungskommission

(4)

付託・再審査（報告）
Unterbreitung (Sachverhaltsbericht) mindestens eine Million Yen (1)
１００万円以上

Untersuchungsauftrag
調査依頼

報告
Bericht (3)

連絡
Kommunikation

Mitglied der Untersuchungskommission
調査委員会委員

都道府県医師会
Ärzteverein der Präfektur

Kommunikation

弁護士
Rechtsanwalt

Wunsch nach Erledigung durch Versicherung
保険による処理希望

交渉　訴訟
Verhandlungen/Prozeß

Beauftragung

Patient(en)
患者

Schadensersatzforderung

Arzt　医師

都道府県医師会

医事紛争処理委員会≒紛議調停委員会
医師と弁護士によって構成される紛争処理・解決のための委員会。
事実関係の調査、責任の判定、和解、示談など。
全国的に統一されておらず、地域差がある。

図表3　Verfahrensablauf GK Nordrhein

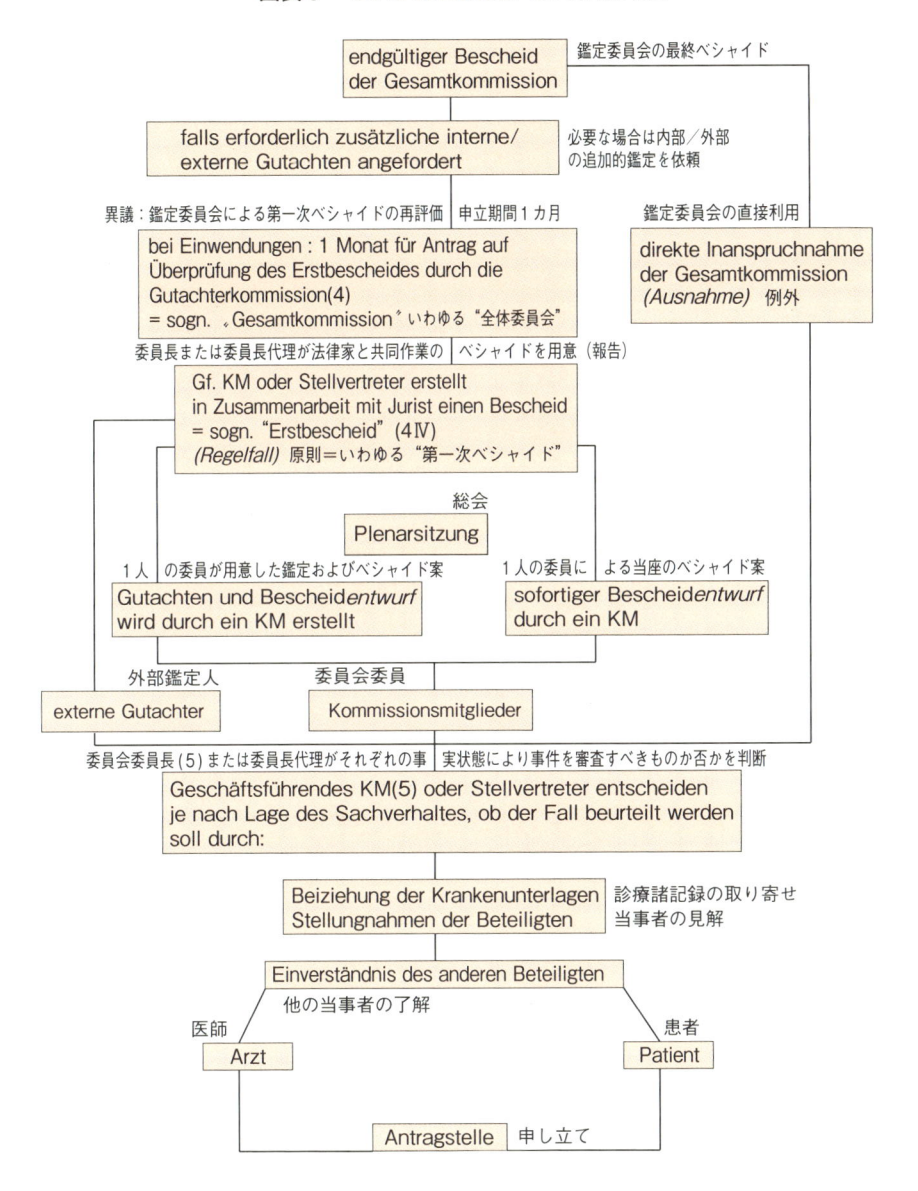

```
                    ┌─────────────────────────┐
                    │ endgültiger Bescheid    │ 鑑定委員会の最終ベシャイド
                    │ der Gesamtkommission    │
                    └─────────────────────────┘
                    ┌─────────────────────────────┐
                    │ falls erforderlich zusätzliche interne/ │ 必要な場合は内部／外部
                    │ externe Gutachten angefordert │ の追加的鑑定を依頼
                    └─────────────────────────────┘
異議：鑑定委員会による第一次ベシャイドの再評価 │申立期間1カ月                    鑑定委員会の直接利用
      ┌───────────────────────────────────┐     ┌─────────────────────────┐
      │ bei Einwendungen : 1 Monat für Antrag auf │   │ direkte Inanspruchnahme │
      │ Überprüfung des Erstbescheides durch die │   │ der Gesamtkommission    │
      │ Gutachterkommission(4)                   │   │ (Ausnahme) 例外         │
      │ = sogn. "Gesamtkommission" いわゆる "全体委員会" │ └─────────────────────────┘
      └───────────────────────────────────┘
         委員長または委員長代理が法律家と共同作業の  ベシャイドを用意（報告）
      ┌─────────────────────────────────────┐
      │ Gf. KM oder Stellvertreter erstellt │
      │ in Zusammenarbeit mit Jurist einen Bescheid │
      │ = sogn. "Erstbescheid" (4Ⅳ) │
      │ (Regelfall) 原則＝いわゆる "第一次ベシャイド" │
      └─────────────────────────────────────┘
                                  総会
                         ┌──────────────────┐
                         │ Plenarsitzung    │
                         └──────────────────┘
      1人 の委員が用意した鑑定およびベシャイド案    1人の委員による当座のベシャイド案
      ┌──────────────────────────┐          ┌──────────────────────────┐
      │ Gutachten und Bescheidentwurf │      │ sofortiger Bescheidentwurf │
      │ wird durch ein KM erstellt    │      │ durch ein KM              │
      └──────────────────────────┘          └──────────────────────────┘
           外部鑑定人          委員会委員
      ┌──────────────────┐ ┌──────────────────────┐
      │ externe Gutachter │ │ Kommissionsmitglieder │
      └──────────────────┘ └──────────────────────┘
     委員会委員長(5)または委員長代理がそれぞれの事  実状態により事件を審査すべきものか否かを判断
      ┌─────────────────────────────────────────────────┐
      │ Geschäftsführendes KM(5) oder Stellvertreter entscheiden │
      │ je nach Lage des Sachverhaltes, ob der Fall beurteilt werden │
      │ soll durch:                                       │
      └─────────────────────────────────────────────────┘
                    ┌─────────────────────────┐
                    │ Beiziehung der Krankenunterlagen │ 診療諸記録の取り寄せ
                    │ Stellungnahmen der Beteiligten   │ 当事者の見解
                    └─────────────────────────┘
                    ┌─────────────────────────┐
                    │ Einverständnis des anderen Beteiligten │
                    └─────────────────────────┘
                          他の当事者の了解
              医師                              患者
         ┌─────────┐                       ┌─────────┐
         │  Arzt   │                       │ Patient │
         └─────────┘                       └─────────┘
                    ┌─────────────────────────┐
                    │    Antragstelle 申し立て │
                    └─────────────────────────┘
```

Ⅲ　ドイツの医療事故鑑定委員会・調停所について　　19

は、医療過誤訴訟の増加が、おそらく合衆国に次いで目立っていた。」「このような中でドイツでは『Schlichtungsstelle（調停所）』あるいは『Gutachterkommission（鑑定委員会）』と呼ばれるある種の鑑定ないしは鑑定に基づき調停する機構が設立された。」と説明しています（International Medical Malpractice Law J.C.B. Mohr 1988, 508 頁以下参照）。

ドイツで最初にこの種の機構を創設したのはバイエルン州医師会で、1975年4月に「Schlichtungsstelle bei der Byerischen Landesärztkammer（バイエルン州医師会調停所）」を発足させました。少し遅れて、同年中にドイツ北部の9州（後に東ドイツ諸州も参加）が連合して「Schlichtungsstelle für Arzthaftpflichtfragen der norddeutschen Ärztkammern（北ドイツ諸州医師会医師責任問題調停所）」を設立しました。調停所を銘打つ代表的存在です（なお、ヘッセン、ラインラント・ファルツ、ザクセンも「調停所」の名を付しています）。

ノルトライン・ウェストファレン・リッペ州にある2つの医師会のうち、ノルトライン医師会は、1975 年 12 月 1 日「Gutachterkommission für ärztliche Behandlungsfehrer bei Ärztkammer Nordrhein（ノルトライン医師会医療過誤鑑定委員会）」を設立し、約2年遅れてウェストファレンリッペ医師会も、医師責任問題鑑定委員会という名の委員会を設立しました。この系統に属するものに、ザールラント医師会、バーデン・ビュルテンベルク州医師会などがあります。重要なことは、いずれの制度も医療事故の損害賠償責任を塡補する保険会社と協定を結び、保険会社は鑑定に要する費用を負担するとともに鑑定結果を尊重する仕組みになっていることです。

2　ドイツの調停所・鑑定委員会の現状

私は、これまで4回、ドイツの調停所・鑑定委員会を訪問して関係者のインタビューを行いました。

① 第1回は、1993 年 10 月 7 日、ハノーバーの北ドイツ諸州医師会医師責任問題調停所の訪問です。このときのインタビューの内容等は、判例タイムズ 865 号 69 頁以下に「現代型不法行為事件と裁判外紛争処理機構—ドイツにおける『医療事故鑑定委員会・調停所』管見—」の題名で掲載されています。

② 第2回目は、1993年11月、ハンブルクを拠点にして、同月10日にミュンスターのウェストファレン・リッペ鑑定員会、12日にデュッセルドルフのノルトライン鑑定委員会を訪問しました。このときのインタビューの反訳等は、日本法律家協会の、法の支配111号に「ドイツにおける『医療事故鑑定委員会・調停所』管見（続報）」として発表しています。

③ 第3回目は、1999年4月12日、シュトゥットガルトのバーデン・ビュルテンブルク州医師会責任問題鑑定委員会と、13日のミュンヘンのバイエルン医師会調停所です。シュトゥットガルト訪問の際には、浦川道太郎教授が同行されました。このときのインタビューの結果は、筐底に眠ったままで未発表です。

④ 第4回目は、2004年2月11日にベルリンのドイツ連邦医師会内の鑑定委員会・調停所関係の事務局、13日にノルトライン鑑定委員会を訪問しました。第4回目は我妻学教授が同行されて、「ドイツにおける医療紛争と裁判外紛争処理手続」（東京都立大学法学会雑誌45巻1号・渕倫彦教授退職記念論文集）で詳述されています。

ドイツ連邦医師会が毎年発行する会務報告書中に、連邦内9カ所の調停所・鑑定委員会の事件処理についての統計表が掲載されています。図表4～図表6が2003年～2005年の3年間の処理状況を示したものです。

これを見ると、最も沢山処理しているのがハノーバーの北ドイツ州調停所で、年間約4000件の新受事件があり、2005年には年間約2800件について実体判断をしています。続いて多いのが、ノルトラインとウェストファレン・リッペの鑑定委員会です。現在は1つの州（ただし、管轄する医師会は2つ）であり、2005年には2つの委員会を合わせて、3000件を超す新受事件を扱っています。そのうち、2500件以上の実体判断をしており、北ドイツ調停所より実体判断の率が高くなっています。次いでバーデン・ビュルテンブルク州医師会鑑定員会の新受件数が約1000件となっています。ここは、1999年春に浦川先生と訪ねたところです。本部はシュトゥットガルトにあり、元裁判官が長を務めていました。同州鑑定員会は4つの地域に分かれており、それぞれが独立していて、手続にも違いがあると言われています。特徴としては、実体判断され

る率が約70％前後と高率だということです。

　私の調査した範囲では、北ドイツ調停所を除き、調停所・鑑定委員会の法律家委員長あるいは委員は弁護士ではなく、すべて元裁判官であるということでした。日本と異なり、裁判官は退官後弁護士になるわけではなく、この種の仕事が社会的な奉仕活動の1つとして受け入れられているようです。

　私の訪れた施設は限られていますが、人的・物的・内容的に最も整備されていたのが、デュッセルドルフのノルトライン鑑定委員会と、ハノーバーの北ドイツ州調停所だったと思います。この委員会の活動状況については、前述の、判例タイムス、法の支配などの論文中で詳述しているのでそれに譲ります。我妻教授の前掲論文は、最新の資料に基づき、手続などに触れていますので、是非参照していただきたいと思います。

　図表3は Isabel Weizel, Gutachterkommission und Schlichtunsstellen für Arzthaftpflichtfragen 233頁の図を、図表2の手続の流れに合わせるため、上下左右を反対にして引用したものです。私は日本医師会医師賠償責任保険制度で最も重要な機能を果たしているのは、毎週開かれる調査委員会と、その報告を受けて、毎月1回開かれる賠償責任審査会ではないかと考えています。その理由は、前者は可能な限り正確な事実関係を調査し、後者は調査委員会が集約した事実関係を前提にして、責任の有無を判断することを役割としているからです。

　ノルトライン鑑定委員会で非常に重要な役割を果たしているのが、1カ月に1回開かれる Plenarsitung（全員集会）です。ノルトラインでは事実調査は法律家委員と医師専門家委員が行い、医学上の鑑定的意見は医師委員（あるいは鑑定を委ねた外部の医師）が担当（作成）しているようです。担当者は出来上がった起案あるいは検討中の問題点をもって Plenarsitzung に参加し、委員長の司会のもとに全員の前で報告し議論します。最終的に発表される委員会の判断（書）は医師委員の意見を中心に法律家委員がまとめているようです。最初の調査のとき僥倖にも Plenarsitzung が行われる日にあたり、出席を許され、日本医師会の調査委員会と類似した会であることを知りました。

Ⅳ　ドイツの鑑定委員会・調停所の性格について

　本日の報告では、ノルトライン鑑定委員会で調査してきたことなどを前提にして、医療事故の裁判外紛争処理につき、私が考えていることを、数点指摘してみたいと思います。

1　医療事故の紛争処理における最重要事項

　医療事故の紛争処理にあたって最も重要なことは、事実関係の確定と必要な専門家医師が得られることです。

　ドイツの民事訴訟は、現在も職権主義を維持しており、事件審理について裁判官が指導的立場にあります。医療事故を含めて専門化が進み、ハンブルク地裁のように2つの医療事故専門部があるところもあります。原告は訴状を出せば、裁判所が中心になって診療記録など必要な資料を集めて、証人尋問を実施します。裁判所は、必要に応じて随時鑑定人を選び、職権で鑑定を求めています。

　鑑定委員会、調停所の中心的委員は、上述のように、元裁判官が多く活用されていますし、事務局には弁護士開業を選ばない法曹有資格者も採用されています。鑑定委員会・調停所は、周知のように現在は各州の法律に基づく制度ですが、ドイツの医科大学は、ほとんどが州立大学（最近は、「独立行政法人化した」）、日本流に言えば国・公立大学です。したがって、鑑定する医師側委員など専門家の協力者を得やすい土壌があります。

2　医療事故の紛争に求められること

　医療事故の紛争は、通常の経済的紛争とは異なり、極めて争訟性が高い。
　争いの焦点は2つあります。1つは過失（因果関係）など責任の有無について、もう1つは損害賠償額についてです。したがって両当事者が十分に納得して事案を解決するためには、正確な事実関係の確定が必要となります。ドイツの各州医師会が設置した鑑定委員会・調停所は、間違いなく責任を判定するの

に適した人材を揃えてきたと評価できます。しかし、問題は鑑定をする人材に限度があり、しかも申し立てた後、できるだけ早期に結論を出すことが求められてきた点にあります。実は日本医師会医師賠償責任保険制度でも、同じこと、すなわち結論が出るのが遅いということが絶えず言われ続けてきました。

　しかし、調査の仕事をすればわかることですが、強制力を持たない調査者が短期間に要領よくかつ的確に事実関係を明確にすることは至難の業です。結局、事実関係が不明である、裁判などの経過を見て判断するという結論が多くなります。冒頭、日本医師会医師賠償責任保険制度では「再審査」という制度を採り入れたことを紹介しましたが、ノルトライン鑑定委員会の場合にも、ベシャイドの見直しのベシャイドという手続を、後から設けています。このことは、裁判所外で医療事故紛争の事実関係を確定することの困難さを如実に示しているのではないかと思います。

　鑑定委員会も調停所も、限られた人数で膨大な数の申立事件に対して早期に結論を出すことを求められているので、この期待に添うために最終的に行っていることは、責任判定までで手続を終わり、制度上予定されていても損害賠償額を含めた最終解決まではしないという対応をしています。換言すれば、損害賠償額の確定・支払いは、患者と保険会社間の交渉に委ね、委員会は一切タッチしないということです。たとえば、ノルトライン鑑定員会、ウェストファレン・リッペ鑑定員会、バイエルン調停所などを訪問したときに、責任の有無の鑑定まではしているが、それ以後の手続、特に調停は事実上していないということを確認しました。ちなみに図表4～図表6を見ると、最下段Ⅲ9に「1～7に含まれず調停案」という項目がありますが、2003年にバイエルンで1件、ザールラントで5件、2004年にザールラントで3件、2005年にもザールラントで3件しか行われておらず、それ以外のいずれの鑑定員会・調停所も、ゼロの数字が並んでいます。ハノーバーの北ドイツ州調停所が、調停まで実施しているという話を仄聞することがありますが、実体は不明です。

　ノルトライン鑑定員会の経験によれば、実体判断を行った事件のほとんどは、裁判所外で解決しているとのことです。責任についての鑑定が出ると、話し合いによる解決がしやすくなるのでしょうか。

図表4　鑑定委員会および調停所の活動に関する統一的調査（2003年度）

	バーデン=ビュルテンベルク	バイエルン	ヘッセン	ノルトライン	北ドイツ州	ザールラント	ザクセン	ウェストファーレン=リッペ	ラインラント=プファルツ	合計
I 2003年12月31日までの概観										
1 新受	1,125	739	831	1,822	4,020	104	358	1,660	394	11,053
2 繰越	722	746	716	1,852	3,888	90	141	1,036	339	9,530
3 既済	1,170	756	800	1,632	4,021	115	356	1,590	414	10,854
4 未済	677	729	747	2,042	3,887	79	143	1,106	319	9,729
II 既済事件のうち、形式的理由で終わった事件数と内訳										
1 取下、利益不存在で終了	87	65	105	145	377	9	1	123	56	968
2 管轄違いで拒絶	141	34	44	142	41	0	4	74	22	502
3 診療、説明、過誤の主張不存在で拒絶	15	18	8	11	0	0	0	2	7	61
4 申立期間経過で拒絶	33	24	12	35	0	4	0	23	13	144
5 公立病院設置者等の不参加により拒絶	0	0	0	0	15	0	0	0	2	17
6 鑑定事件を理由に判断せず	0	3	1	2	0	0	0	4	0	10
7 捜査・裁判手続係属、既判力のある判決を理由に判断せず	4	27	15	26	27	3	4	19	4	129
8 関係者の不同意	40	78	65	40	656	0	11	57	20	967
9 和書・示唆により処理	0	4	9	0	92	2	72	0	1	180
10 その他	99	0	11	11	0	6	5	27	31	190
III 既済申立のうち実体判断を受けた件数と判断の内訳										
1 合計	751	503	530	1,220	2,813	91	259	1,261	1,261	8,689
2 説明義務違反肯定	2	9	10	14	14	0	3	6	6	64
3 事実関係に争いがあり説明過誤の判断保留	0	16	2	10	0	0	0	17	17	62
4 診療過誤に準じて発生についての因果関係肯定	155	107	135	348	746	21	57	194	194	1,957
5 診療過誤肯定、因果関係否定	22	20	18	46	247	2	14	43	43	455
6 診療過誤肯定、説明過誤不明	15	11	6	22	0	0	0	14	14	82
7 診療過誤否認、説明過誤否定	548	360	358	772	1,806	63	188	968	968	6,031
8 2,5に含まれず、代替可能結論	9	2	1	8	0	0	0	19	19	58
9 1～7に含まれず調査案	0	1	0	0	0	5	0	0	0	6

*ドイツ連邦医師会年報'04版より引用（'06.11.30 T.Kuroyanagi作成）。

IV　ドイツの鑑定委員会・調停所の性格について　25

図表5 鑑定委員会および調停所の活動に関する統一的調査（2004年度）

	バーデン=ヴュルテンベルク	バイエルン	ヘッセン	ノルトライン	北ドイツ州	ザールラント	ザクセン	ウエストファーレン=リッペ	ラインラント・ファルツ	合計
I 2004年12月31日までの概観										
1 新受	1,125	828	860	1,793	4,040	128	380	1,777	362	11,293
2 繰越	722	729	747	2,042	2,887	79	143	1,106	319	8,774
3 既済	1,170	770	793	1,885	4,211	119	395	1,617	364	11,324
4 未済	677	787	813	1,950	3,716	88	128	1,267	317	9,743
II 既済事件のうち，形式的理由で終わった事件数と内訳										
1 取下，利益不存在で終了	87	87	91	158	345	13	3	103	39	926
2 管轄違いで拒絶	141	30	14	110	68	6	2	94	17	482
3 説明，過誤の主張不存在で拒絶	15	9	8	0	1	0	0	8	2	43
4 申立期間経過で拒絶	33	20	9	50	0	2	0	36	17	167
5 公立病院設置者等の不参加により拒絶	0	0	0	0	7	0	0	3	5	15
6 鑑定事件を理由に判断せず	0	2	1	0	0	0	0	5	0	8
7 捜査，裁判手続係属，既判力のある判決を理由に判断せず	4	12	13	30	42	3	8	25	2	139
8 関係者の不同意	40	108	64	48	812	5	10	90	11	1,188
9 助言・示唆により処理	0	0	5	6	0	0	100	0	5	232
10 その他	99	4	8	111	0	5	8	43	20	298
III 既済申立のうち実体判断を受けた件数と判断の内訳										
1 合計	751	493	548	1,378	2,820	85	264	1,210	246	7,795
2 説明義務違反肯定	2	12	14	25	25	0	2	4	1	85
3 事実関係に争いがあり説明過誤の判断保留	0	23	0	15	0	0	0	22	3	63
4 診療過誤と損害発生についての因果関係肯定	155	105	131	353	725	16	62	167	60	1,774
5 診療過誤肯定，因果関係否定	22	15	25	76	266	2	28	35	4	473
6 診療過誤肯定，因果関係不明	15	7	6	28	0	0	0	16	6	78
7 診療過誤／説明過誤否定	548	359	370	830	1,804	64	172	961	170	5,278
8 2,5に含まれず，代替的結論	9	6	2	51	0	0	0	5	2	75
9 1〜7に含まれず調停案	0	0	0	0	0	3	0	0	0	3

*ドイツ連邦医師会年報'05版より引用（'06.11.30 T.Kuroyanagi作成）。

図表6 鑑定委員会および調停所の活動に関する統一的調査（2005年度）

	バーデン・ビュルテンベルク	バイエルン	ヘッセン	ノルトライン	北ドイツ州	ザールラント	ザクセン	ウェストファーレン・リッペ	ラインラント・プファルツ	合計
I 2005年12月31日までの概観										
1 新受	969	825	847	1,785	3,925	135	311	1,364	390	10,551
2 繰越	596	786	814	2,042	3,716	88	128	1,096	317	9,583
3 既済	1,050	783	796	1,993	4,165	133	258	1,414	383	10,975
4 未済	515	828	865	1,834	3,476	90	181	1,046	324	9,159
II 既済事件のうち、形式的理由で終わった事件数と内訳										
1 取下、利益不存在で終了	1050	789	238	1,993	4,165	133	258	320	150	9,096
2 管轄違いで拒絶		300								300
3 診療、説明、過誤の主張不存在で拒絶	84	99	102	131	311	27	0	93	38	890
4 申立期間経過で拒絶	142	45	29	100	61	5	0	93	27	502
5 公立病院設置者の不参加により拒絶	29	3	1	115	39	7	0	7	22	223
6 鑑定事件を理由に判断せず	22	16	6	27	2	5	0	34	18	130
7 捜査、裁判手続係属、既判力のある判決を理由に判断せず	0	0	0	0	6	0	0	5	5	16
8 関係者の不同意	18	18	8	25	42	5	0	8	6	130
9 助言・示唆により処理	48	103	71	45	803	5	0	67	27	1,169
10 その他	1	8	21	2	51	6	0	8	7	104
III 既済申立のうち実体判断を受けた件数と判断の内訳										
1 合計	706	493	548	1,378	2,820	85	264	1,210	246	7,750
2 説明義務違反肯定	592	12	14	25	25	2	2	4	1	675
3 事実関係に争いがあり説明過誤の判断保留	0	23	0	15	0	0	0	22	3	63
4 診療過誤と損害発生についての因果関係肯定	155	105	131	353	725	16	62	157	60	1,774
5 診療過誤肯定、因果関係否定	22	15	25	76	266	2	28	35	4	473
6 診療過誤肯定、因果関係不明	15	7	6	28	0	0	0	16	6	78
7 診療過誤／説明過誤否定	548	359	370	830	1,804	64	172	961	170	5,278
8 2,5に含まず、代替的結論	9	6	2	51	0	0	0	5	2	75
9 1〜7に含まれず調停案	0	0	0	0	0	3	0	0	0	3

＊ドイツ連邦医師会年報'06版より引用（'06.11.30 T.Kuroyanagiが作成）。

3 鑑定委員会・調停所等の費用

ドイツの鑑定委員会・調停所は、多くが公法人である州医師会の建物内にあり、職員（事務職員のほかに弁護士資格のある職員が雇われている施設もある）、施設などの費用は、すべて州医師会が負担しています。

他方、委員が鑑定を書いた場合の報酬は、多くの場合、損害保険会社が負担しているようです。委員には若干の手当が出ますが、実情は奉仕活動とされています。

ちなみに日医医賠責保険制度でも、それを運用するために、都道府県医師会まで含めると、非常にたくさんの人とお金を経常的に投入しています。すなわち、保険料相当額として日本医師会に集まる収入のうち、約7億5千万円が都道府県医師会の事務運営費として交付されていますし、日本医師会の事務局には7人の職員がこの仕事に専念しています。

Ⅴ 医療事故のADRを法律上の制度として確立するためには

医療事故ADRを法律上の制度として確立するためには、以下の5つの条件を備えることが必要だと考えます。(1)、(2)、(3)で〔　〕内に問題点を指摘しておきました。要するにお金です。ドイツの制度も日本医師会の制度も、この点はクリアーしています。裁判（所）外で紛争を処理する場合には、必ず施設と人間が要るということです。使える場所も考えない、そこに配置する人間も考えないで何か作ろうとすると、結局絵に描いた餅になってしまう。ADRは安いお金でできない制度だということも、改めて認識していただきたいと思います。

これに対して、多くの弁護士会では「いわゆる仲裁センター」を設置して、紛争解決を図っています。仲裁と銘打ちながら、実際は事実上の調停ないし和解のあっせんをしていますが、(5)の条件まで備えた例はほとんどなさそうです。焦点を医療事故ADRとの関係に絞りますと、(4)、(5)はしばらくおき、(1)から(3)すべてを充足することは52単位弁護士会のほとんどにとって、不可能

かまたは困難だと推測します。大きい単位会の仲裁センターが業務の一部として事実上の医療事故の紛争について調停を実施していますが、限られた数の専門弁護士の名人芸に頼っており、(1)、(2)、(3)の〔　〕内で指摘した問題点が解決されているのか、疑問です。関係者は議論していないと思いますが、優秀な職員、人材の確保には、お金が必要です。そのお金は弁護士会の会費に投影されます。これまでは会員が増え続けて、弁護士会は鷹揚に構えてきました。しかし、それが行き詰まることが、かなりの確率で予測される時期にきています。

POINT

(1) 紛争処理を行うための施設（建物、部屋、事務施設）の確保・整備
〔そのための必要経費確保を含めて〕
(2) 事実を調査できる専門の法律家・医師の日常的な確保
〔1人の名人芸に頼るのは制度とは言えない―所要経費の問題〕
(3) 制度を支える事務手続をする人間の確保
〔生活費を誰が負担するか〕
(4) 損害賠償金支払者（国、地方公共団体、損害保険会社など）との事前合意の存在
(5) 本格的な制度とするのであれば法務大臣の認証が必要

［3］ 厚生労働省における取組み

佐原康之（厚生労働省医政局総務課医療安全推進室長〔2009年当時〕）

私からは、「厚生労働省における取り組み」について、最近いろいろと検討していることをご説明させていただきたいと思います。私は今、役所では医療安全を担当しておりまして、決してADRや訴訟を担当しているわけではないのですが、ADRの前提として重要と考えられる「事実関係を明らかにする」という点についての取組みについて、お話をさせていただきます。

I　これまでの医療安全の経緯

まず、医療安全についてざっと過去の流れを説明いたします。平成11年1月、横浜市立大学で、肺の手術をする患者さんに心臓の手術をし、心臓の手術をする患者さんに肺の手術をしてしまうという取り違え事故がありました。その翌月には都立広尾病院で、静脈の点滴に生理食塩水を入れるところを、消毒液を入れてしまい、患者さんが亡くなるという事故がありました。

この事故を契機に、医療安全や医療事故についての世の中の関心は、非常に高くなったと思っています。たとえば新聞の関連記事もすごく増えましたし、役所も恥ずかしながら、この2つの事故を契機に医療安全に取り組むようになりました。また医療界も、それ以前は事故があっても、しっかり患者さんに説明や公表をすることがあったかというと、「うーん、どうかな」というところがありますが、平成11年以降どんどん改善されてきているという状況です。

ただ、ここ数年、医療事故をめぐる民事訴訟の件数は大幅に増えています。10年ほど前から比べると、大体10倍ぐらいになっています。もちろんアメリカなどに比べればはるかに少ないのですが、刑事事件になることもあり、医療界の皆さんのフラストレーションは非常に高まっているというのが現状です。

その一方で患者さんの声としては、事故があったときに、決して賠償を求め

たいのではなく、まずはなぜ自分の肉親が死んだのか、原因をしっかり知りたい。あるいは、再発防止に取り組み、自分の肉親の死を生かしてほしいという思いがあります。たとえば、お産のときに自分の妻はなぜ亡くなってしまったのか知りたいといったときに、日本医師会や日本産婦人科学会が調査委員会を作ってくれるかというと、そういうわけではありません。今は、場合によっては民事裁判に訴え、あるいは刑事事件として告訴して、そこで原因究明や再発防止をするしかないということです。

やはりこれではいけないのではないかということです。医療は複雑・高度かつ専門的ですけれども、医療事故の事実関係をしっかり明らかにするということを、医療の外である、司法界のほうでするのではなく、まず医療は医療界の中で、医療の専門家が自分たちの同僚をきちっと評価して、事実関係を明らかにし、そして再発防止につなげていくための仕組みを作るべきではないかという議論を、ここ5年ぐらいやっているところです。

厚生労働省における取り組みについては、まず医療安全調査委員会、これは医療版事故調査委員会と呼ばれることもありますが、これと産科医療補償制度、それから医薬品副作用被害救済制度、4番目に私の医療安全推進室関係の予算のご説明をしたいと思います。

II 医療安全調査委員会

まず医療安全調査委員会とはどういうものかといいますと、事故が起きたときに医療者を中心に調査をしますが、事故があった当該病院の医師ではなく、第三者の医師が調査にあたるという仕組みを作ってはどうかということです。しっかり立法化もして新しい制度としてやっていこうということなのですが、なかなかすぐにはできませんので、現在モデル事業をまずやっております。

1 診療行為に関連した死亡の調査分析モデル事業

資料4「診療行為に関連した死亡の調査分析モデル事業　標準的な流れ」

（156頁）を見ていただきますと書いてありますが、実施主体の日本内科学会が自主的に行うモデル事業を、国としても補助金を出して応援しているものです。

　診療行為に関連した死亡について原因をしっかり究明し、適切な再発防止策を立て、これを医療関係者に周知することによって医療の質と安全性を高めること、また調査結果をご遺族および医療機関に提供することによって、医療の透明性の確保を図ることを目的としています。

　具体的な事業の流れは資料4の157頁を見ていただいたらわかりやすいかと思いますが、死亡事故があった場合には、①事業の説明ということで、患者さんの遺族にこういう事業があるのだけれども第三者に評価してもらいますかということを聞き、②もし遺族の同意があれば、医療機関のほうから、③このモデル事業のほうへ調査を依頼するという形になります。このモデル事業では、④受付後、⑤ご遺体の解剖をして、⑥調査の実施、⑦分析・評価を行い、医療機関とご遺族に報告書としてお返ししていきます。もちろんその後、当事者間の紛争解決というのはまた別の、裁判という場合もあるかもしれませんし、まさにADRという場合もあるかもしれませんが、事実関係をしっかり明らかにしていくということをやっております。

　ただ、これはモデル事業であって、全国津々浦々で行っているわけではありません。現在のところ、札幌から福岡まで10カ所、大都市を中心に行っています。

　どのような報告書になるかというと、資料5「診療行為に関連した死亡の調査分析モデル事業　評価結果の概要」（162頁）を見ていただきたいと思います。ご遺族には詳細な、約10頁にわたる調査報告書をお示ししています。病院にも同じものを示していますが、一般には概要版として公表しています。たとえば資料に載せた、1のところですが、50歳代の男性で胆石胆嚢炎の手術後、約2カ月で結腸癌が発見され、肝転移があって、人工肛門造設術を行ったが、術後ショック状態になって死亡したケースです。この過程の中で診療行為に何か問題があったのか、なかったのかということを、医療者を中心に評価していくという仕組みです。

どんな人が地域評価委員会委員になっているかというと、このケースの場合、消化器系の疾患ですので、外科学会の推薦の医師や消化器外科学会の医師が務めていますが、モデル事業では必ず弁護士に入っていただく形になっていて、2名の弁護士が加わっています。もちろん当該事案を直接担当する弁護士というよりは、第三者としての弁護士に入っていただいています。

2　医療死亡事故の調査等に関する新しい仕組みのイメージ

　今、新しい法律によって医療安全委員会を作ったらどうかということを検討しています。まだどうなるか分かりません。現在のモデル事業は全国10カ所でしかやっていないわけですが、今後は全国津々浦々どこでも同様なことができるようにしていってはどうかということを、ここ2年ぐらい厚労省でも検討会を作り検討し、医療界を中心にずっと前から議論しております。

図表7　医療死亡事故の調査等に関する新しい仕組みのイメージ（案）

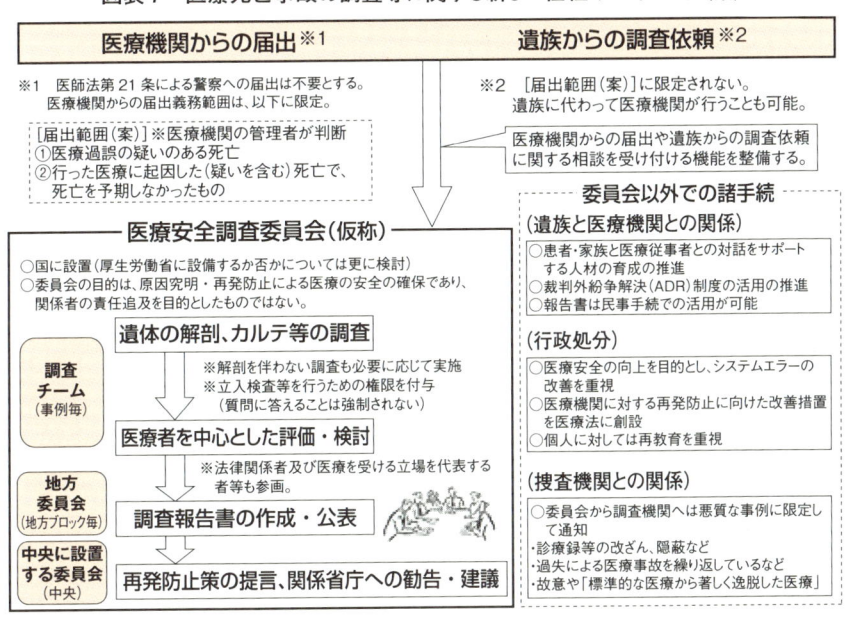

医療機関からの届出[※1]　　　　　　　　**遺族からの調査依頼**[※2]

[※1]　医師法第21条による警察への届出は不要とする。
　　　医療機関からの届出義務範囲は、以下に限定。

[届出範囲（案）]※医療機関の管理者が判断
①医療過誤の疑いのある死亡
②行った医療に起因した（疑いを含む）死亡で、死亡を予期しなかったもの

[※2]　[届出範囲（案）]に限定されない。
　　　遺族に代わって医療機関が行うことも可能。

医療機関からの届出や遺族からの調査依頼に関する相談を受け付ける機能を整備する。

医療安全調査委員会（仮称）
○国に設置（厚生労働省に設置するか否かについては更に検討）
○委員会の目的は、原因究明・再発防止による医療の安全の確保であり、関係者の責任追及を目的としたものではない。

- 調査チーム（事例毎）
- 地方委員会（地方ブロック毎）
- 中央に設置する委員会（中央）

↓
遺体の解剖、カルテ等の調査
※解剖を伴わない調査も必要に応じて実施
※立入検査等を行うための権限を付与（質問に答えることは強制されない）
↓
医療者を中心とした評価・検討
※法律関係者及び医療を受ける立場を代表する者等も参画。
↓
調査報告書の作成・公表
↓
再発防止策の提言、関係省庁への勧告・建議

委員会以外での諸手続

（遺族と医療機関との関係）
○患者・家族と医療従事者との対話をサポートする人材の育成の推進
○裁判外紛争解決（ADR）制度の活用の推進
○報告書は民事手続での活用が可能

（行政処分）
○医療安全の向上を目的とし、システムエラーの改善を重視
○医療機関に対する再発防止に向けた改善措置を医療法に創設
○個人に対しては再教育を重視

（捜査機関との関係）
○委員会から捜査機関へは悪質な事例に限定して通知
・診療録等の改ざん、隠蔽など
・過失による医療事故を繰り返しているなど
・故意や「標準的な医療から著しく逸脱した医療」

出所：厚生労働省HPより

図表7を簡単にご説明いたしますと、まず事故があった際には、特に死亡事故に限定していますが、医療機関からの届出をしていただきます。医師法21条には、医師は異常な死を認めた場合には警察に届けなければならないとありますが、これは自己の診察していた患者であっても同じです。いわゆる医療事故についても警察に届け出なければならないということに今はなっていますが、これについては警察への届出をやめて、安全調査委員会に届け出ることにしてはどうかということを提案しています。
　それから、遺族からの調査依頼も受け付けることを提案しています。つまり、医療機関は事故ではないと判断した場合でも、ご遺族が調査が必要なのではないかと判断した場合には、調査を受け付けるということです。
　医療安全調査委員会を厚労省に設置することについては、反対という声もたくさんありまして、まだどこに設置するかは明確になっておりません。
　そして、次にご遺体の解剖、カルテの調査を行います。委員会には、場合によっては立入検査等を行うための権限も付与して、カルテの提出依頼だけではなくて、提出命令ができるようにすることも加えて検討しています。また、モデル事業と同様に、医療者だけで評価をすることは適切ではないのではないかということで、医療者を中心としつつ、法律関係者、それから医療を受ける立場を代表する方、いわゆるユーザーサイドの方にも若干名入っていただいて調査を行う。そして、報告書を取りまとめて、もちろん個人情報を削除した上で公表していく。それから、ご家族と医療機関には報告書を渡していくという流れです。
　この安全調査委員会で想定している業務は、事実関係を明らかにして医学的な評価をやっていくというところまでと考えています。それ以降のこと、たとえば当事者間の紛争解決は、この安全調査委員会では行わないという整理で、この制度の中身はできております。

3　医療の安全の確保に向けた医療事故による死亡の原因究明・再発防止等の在り方に関する試案（第三次試案）

　医療安全調査委員会以外での諸手続には大きく3つありますが、1つ目は遺

族と医療機関との関係、2つ目が行政処分、3つ目が捜査機関との関係ということです。特に今日の話題と関係あるところは1番目の遺族と医療機関との関係で、3つ書いてありますが（図表1参照）、具体的にどういうふうに書いてあるかというと、資料6の「医療の安全の確保に向けた医療事故による死亡の原因究明・再発防止等の在り方に関する試案（第三次試案）」(164頁)を見て下さい。

　厚労省では第一次試案というのを平成19年3月に出しまして、第二次試案を同年10月に出し、第三次試案を平成20年4月に出しております。「3 医療安全調査委員会以外での対応について」(171頁)というところ、パラグラフでいきますと(41)以下(45)までが遺族と医療機関との関係です。(41)(42)は院内に相談をする、患者さんをサポートする人材を育成していったらどうかというようなことですが、特に今日の関係でいきますと(43)の「医療機関と遺族との話し合いを促進する観点から、地方委員会の調査報告書は、第三者による客観的な評価結果として遺族への説明や示談の際の資料として活用されることが想定される。これにより、早期の紛争解決、遺族の救済につながることが期待される」、と書かれております。地方委員会というのは安全調査委員会の地方にある委員会のことです。

　また、(44)ですが、遺族との間で紛争が解決しない場合の選択肢として、民事訴訟や調停、ADR機関の活用等があると書かれています。いずれの場合においても事実関係の明確化と正確な原因究明が不可欠で、この調査報告書はそういう際に役立つものと考えられるということが、第三次試案としてまとめられています。

　さらにパラグラフ(45)は、厚労省の中では十分議論ができていませんが、「医療においても、裁判外紛争解決（ADR）制度の活用の推進を図る必要がある」とあります。医療界、法曹界、それから各都道府県には医療安全支援センターが設置されています。これは患者さんから、いろいろな医療機関に関する相談を受け付ける機関で、各県に最低1カ所あります。医療安全支援センターや、関係省庁、民間のADR機関等からなる協議会というものを設置し、まずは情報交換や意見交換をやってはどうかということです。(45)のパラグラフ

の協議会については、来年度に予算を取って、国会はまもなくめでたく通ると思いますが、そうしましたらこういう関係者にまず集まっていただいて、医療におけるADRをどうしたらよいか、協議する場を厚労省として設けたいと思っています（注：平成22年3月より、厚生労働省に「医療裁判外紛争解決（ADR）機関連絡調整会議」が設置されている）。

第三次試案というのは、各パラグラフの左側に「法律」とか、「施行規則」や「予算措置」と書いてあります。つまり、各パラグラフを実際に制度として運用していくには法律が必要なのか、それとも施行規則でいいのか、あるいは予算措置でいいのかということを整理しています。この整理のうち法律と書いてあるところを抜き出し条文の形式に直したものが資料7の「医療安全調査委員会設置法案大綱案」です（178頁参照）。

医療安全調査委員会設置法案大綱案として公表して、広くご意見をいただいています。この設置法案については、なるべく早い段階で国会に出して、議論していただきたいと思っていますが、今のいろいろな情勢ではまだ時間がかかるのかなという状況です（注：政権交代等のため、平成23年4月現在、法案の国会提出には至っていない）。以上が医療安全調査委員会に関する事項です。

III 産科医療補償制度

続いて、産科医療補償制度についてご説明いたします。今説明しました医療安全調査委員会はまだ議論の途中ですが、こちらは平成21年1月1日から何とかスタートしております。

平成20年で裁判になった診療科としては内科が一番多いです（図表8参照）。内科が228件で、次は外科が180件。産婦人科は99件です。内科学会の会員数が8万人ぐらいいるのに比べると、産婦人科医というのは1万人ぐらいしかいない。1人当たりの訴訟件数でいうと産婦人科が圧倒的に多いという状況になっております。訴訟になりやすい、訴訟リスクの高さが最近の産科医不足の原因の1つだといわれています。

図表8　医事関係訴訟事件（地裁）の
診療科目別既済件数

診療科目 \ 年	平成19年	平成20年	平成21年
内　　　　科	246	228	229
小　児　科	36	22	22
精神科(神経科)	25	30	33
皮　膚　科	11	9	10
外　　　　科	170	180	165
整　形　外　科	117	108	105
形　成　外　科	20	18	19
泌　尿　器　科	26	18	22
産　婦　人　科	108	99	84
眼　　　　科	30	27	23
耳鼻咽喉科	14	19	19
歯　　　　科	82	70	71
麻　酔　科	7	8	4
そ　の　他	115	119	116

出所：裁判所HPより

※　本表の数値は、各診療科における医療事故の起こりやすさを表すものではないので、注意されたい。

※※　複数の診療科目に該当する場合は、そのうちの主要な1科目に計上している。

　医療事故被害者の願い（図表9参照）は、原状回復、真相究明、反省謝罪、再発防止、そして最後に損害賠償です。産科を巡る訴訟の場合には、今でも医師賠償責任保険というのがありますので、医師側に過失があればもちろん賠償金が払われることになります。しかし、過失がない場合には賠償金は払われないわけです。そうしますと、過失があるのか、ないのかということが非常に重要なことになってくる。それを巡って争うと、紛争が長期化することが多いため、この新しい仕組みは過失の有無にかかわらず、迅速に補償金をお支払いしていこうというものです。

　まず補償の機能について説明いたしますと、全体の仕組みは民間の損害保険

図表９　医療事故被害者の願い

医療事故に遭った人達の願いは次の５つです。
①原状回復　②真相究明　③反省謝罪　④再発防止　⑤損害賠償

　第１に原状回復です。これは元の状態に戻してほしいということです。たとえば子供を亡くしたら生き返らせて欲しいという思いがあるわけです。たとえば自分の体に麻痺が起きた場合は元に戻して欲しいということです。

　２番目は自分の受けた被害の真相を明らかにしてほしいということです。医療事故のケースというのは原状が回復できません。たとえば失明したとか腕が麻痺したとかということになると、再手術等をして原状に戻す努力をするわけですが、元通りにはなりません。死んだ人は返りません。特に子供を亡くした時の悲しみは大きいものがあります。それにもかかわらず真相が曖昧にされてしまう。場合によれば親の体質とか遺伝とかに問題があったのではないか、というようなことを言われて、お医者さんのミスがどこかへ消えてしまい、亡くなった人のせいに問題がすり替えられてしまい、尊い犠牲がそのまま評価されずにごまかされウヤムヤにされる。ウヤムヤにされるということがたまらなく被害者の気持ちを傷つけるのです。被害を受けたことに加えてウヤムヤにされるという二重の苦しみがあるということをまず理解してほしいと思います。

　それから、お医者さん達は「ミスをしました。ごめんなさい」ということを進んでおっしゃるという事がほとんどありません。被害が起きた時「自分は悪くなかった」という弁解を真っ先に言う側面があります。心からの反省の言葉も謝罪の言葉もないということで、これもまた患者さんを苦しめることになります。

　再発防止については、想像して頂ければわかると思います。一番大切な人を失った時にお金がいくらもらえるということは考えないですね。そういう人に私はお会いしたことがない。やはり原状回復、それから真相究明、反省謝罪があってしかるべきで、二度と同じことを繰り返してほしくないという気持ちが非常に強いわけです。自分の大切な人が亡くなったにもかかわらず、何の反省もなく、教訓も生かされず、また同じことを繰り返して失敗しそうだとなると、自分の愛した人の死がいかにも軽んじられ意味のないものにされているような感じがします。ところが、「こういうふうに反省をし、二度とこういう事故は起こさないようにするから許して下さい」というようにおっしゃれば気持ちはまだ慰謝

> されるのです。
>
> 　多くの薬害の人達が街でいろいろと活動されますけれども、そういう時に「ノー・モア・スモン」等とおっしゃって薬害と二度と繰り返してほしくないという気持ちを強く訴えられます。それは自分の受けた被害が社会化されて、社会の中で生かされ再発防止に何か役立つということが大事だと考えているからなのです。
>
> 　5番目に損害賠償の問題ですが、医療過誤がありお医者さんのミスがあって被害が発生したというような場合に、やはりご主人が亡くなったりして生活の面で困られることが多いわけです。働けなくなったりもします。そういう意味で賠償が必要になります。

※　「医療被害防止・救済システムの実現をめざす会」(仮称) 準備室HPより抜粋

を使った仕組みです（図表10参照）。妊婦さんと各分娩機関（お産する病院）が、たとえば、うちの病院で子供が産まれて万が一脳性麻痺になった場合には、3000万円の補償金をお支払いしますというような約定を事前に結んでおいていただく。実際にそういう保険事故が起きた場合には、その約定に基づいて、分娩医療機関には経済的な損失が生じますが、その損失を民間保険会社が補填するわけです。

　過失があったかどうかということは問わないで、まず迅速にお支払いをする。後で過失が判明した場合には求償するという支給調整の仕組みがあるのですが、お子さんが確かに脳性麻痺になったという審査が終われば、過失の有無を問わないで早い段階で補償金をお支払いして、経済的に早期の救済をしていくというのが、この仕組みの特徴です。

　この産科医療補償制度にはもう1つの役割があります。それは、原因究明・再発防止の機能です。事故がなぜ起きたのか、それは防げない事故であったのか、あるいは再発防止をしていくためにはどうすればいいのか等について、産科医療の専門家を中心に構成される委員会でカルテ等を取り寄せて評価をし、報告書を取りまとめて、医療機関とご家族に返していく。そういうことを行おうとしています。

図表10　産科医療補償制度の仕組み

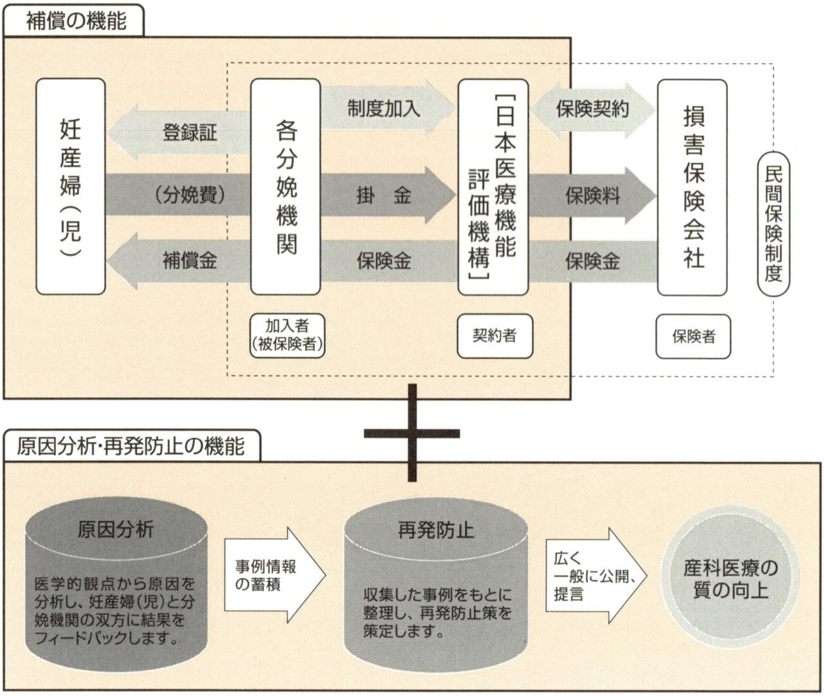

【補償の機能】

妊産婦（児） ←登録証― 各分娩機関 ―制度加入→ ［日本医療機能評価機構］ ―保険契約→ 損害保険会社
妊産婦（児） ―(分娩費)→ 各分娩機関 ―掛金→ ［日本医療機能評価機構］ ―保険料→ 損害保険会社
妊産婦（児） ←補償金― 各分娩機関 ←保険金― ［日本医療機能評価機構］ ←保険金― 損害保険会社

加入者（被保険者）　契約者　保険者　民間保険制度

【原因分析・再発防止の機能】

原因分析：医学的観点から原因を分析し、妊産婦（児）と分娩機関の双方に結果をフィードバックします。
→ 事例情報の蓄積 →
再発防止：収集した事例をもとに整理し、再発防止策を策定します。
→ 広く一般に公開、提言 →
産科医療の質の向上

出所：公益財団法人日本医療機能評価機構HPより

　現在、この制度に一体どのぐらいの医療機関が加入しているかというと、分娩を取り扱っている機関だけで見ますと、病院・診療所で99.6％（平成23年4月現在99.8％）、助産所で95.8％（同99.5％）。全体で99.1％（同99.7％）、ほとんどすべての機関にこの仕組みに入っていただいております。もし分娩事故（今回は特に脳性麻痺に限定しているのですが）が起きた場合には補償金をお支払いするとともに、第三者がその事故の評価をして事実関係を明らかにし、報告書をまとめていくという仕組みがすでにスタートしています。

　この原因分析と再発防止をどのように行っていくのか。第2回産科医療補償制度運営委員会（平成20年12月17日）資料から抜き出してみますと、「分娩機関から提出された診療録・助産録等、および児・家族からの情報にもとづい

て医学的な観点で分析し、発症した重度脳性麻痺の原因について、児・家族、および分娩機関の理解を深めるとともに、産科医療の質の向上を図ることを目的とする」とあります。また、「原因分析は、周産期医療の専門家が医学的な観点で事例を検証・分析する」とあり、その原因分析委員は、周産期医療の専門家である産科医・小児科医・助産師を中心に構成されます。特に、国民等にとっても分かりやすく信頼できる報告書を作るために、法律家、医療を受ける立場の有識者も委員に含めて行っていくことが決まっておりまして、今こういう形で動き始めています。

今年（平成21年）の1月1日からスタートしたこの仕組みによって、すでに補償金をもらっているケース、あるいは原因分析を行っているケースがあるかというと、まだありません。平成21年1月1日に産まれた赤ちゃんが、もし近い将来、脳性麻痺だと診断された場合には補償が開始されます。脳性麻痺であるかどうかは、通常は1歳ぐらい、早ければ生後6カ月で診断がつくといわれていますので、実際の審査・原因分析が始まるのは平成21年の7月以降になってくる。その後この報告書をどういうふうに使っていくのか、場合によってはADRで活用されることもあるのではないかと思います（注：平成23年4月現在、補償の申請者数は合計160件、審査の結果補償対象となったのはこのうち150件となっている。さらに、35件について、原因分析報告書が作成され、それらの概要は日本医療機能評価機構のHPに掲載されている）。

Ⅳ 医薬品副作用被害救済制度

また、医薬品副作用被害救済制度というのがあります。この制度は、「病院・診療所で投薬された医薬品や薬局などで購入した医薬品を適正に使用したにもかかわらず発生した副作用による疾病、障害等の健康被害を受けた方の救済を図る」という仕組みで、具体的には医療費や医療手当、障害年金等の副作用救済給付を行っていく。これによって、過失の有無とは関係なく、被害者の迅速な救済を図っていくという仕組みです。

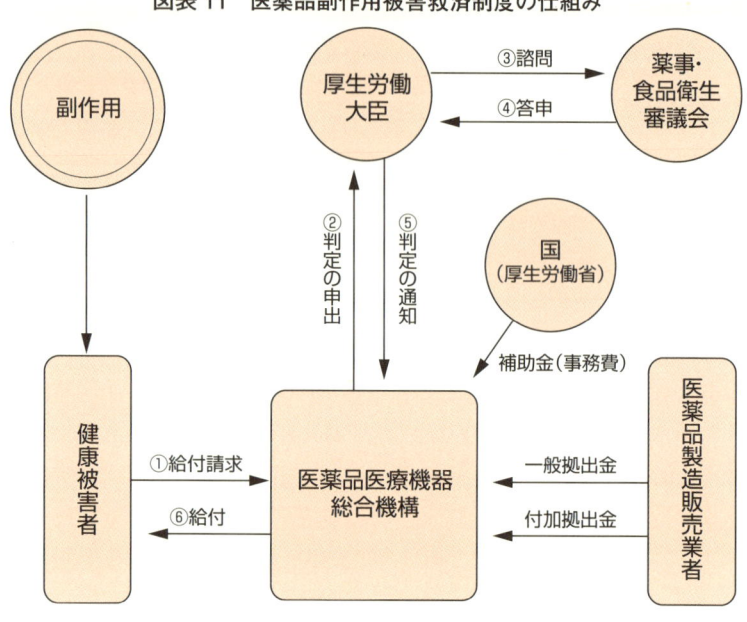

図表11　医薬品副作用被害救済制度の仕組み

　この制度の運営自体は、独立行政法人の医薬品医療機器総合機構が担っています。具体的な手続はどうなるのかというと、まず、副作用による健康被害者またはそのご家族から給付請求を医薬品医療機器総合機構にしていただく。そうすると、総合機構は厚生労働大臣に、医薬品の副作用であるかどうかについての判定の申し出をする。厚労省の中に薬事・食品衛生審議会という専門家の組織がありますが、ここへ諮問・答申して医学的・薬学的に判定された結果を総合機構に通知し、機構から患者さんに結果の通知をするという流れになっています（図表11参照）。

　この薬事・食品衛生審議会が審議した結果を基に給付の支給が決定されていますが、現在、この仕組み自体で、医薬品副作用では年間に800件から900件ぐらいの申請があります。これも専門家が事実関係を明らかにしていくという意味では、1つの仕組みではないかなと思っております。

V 医療安全推進室関係予算

　最後に、私のおります医療安全推進室の関係予算についてお話します。いろいろあるのですが、裁判外紛争解決制度活用推進協議会に400万円が計上されています。医療紛争の裁判外による解決に向けた取り組みとして、医療界、法曹界や患者の立場を代表する者等により協議会を設置して、まずは情報や意見の交換を行ってはどうかと考えています。われわれがモデルにさせていただいたのは金融庁の金融トラブル連絡調整協議会で、これに類するものとしてスタートしてはどうかと考えています。

　以上が最近の厚生労働省としての動きです。モデル事業とその発展形としての医療安全調査委員会。これはまだ法案も国会に出ていない段階ですので、これから引き続きいろいろな議論をしていただきたいと思います。それから、すでにスタートした産科医療補償制度。さらに医薬品副作用被害救済制度、これはもう20年以上前からある制度ですが、それらもぜひよく知って活用していただきたいと思います。

第2部

ADRによる医療事故紛争解決を考える

―パネルディスカッション―

○パネリスト 　畔柳　達雄（弁護士）

　　　　　　　村田　　渉（東京地方裁判所民事第34部　部総括判事〔2009年当時〕／現：司法研修所2部民裁教官）

　　　　　　　鈴木　利廣（弁護士・日弁連ADRセンター幹事）

　　　　　　　佐原　康之（厚生労働省医政局総務課医療安全推進室長〔2009年当時〕／現：同省医政局研究開発振興課長）

　　　　　　　児玉　安司（弁護士・日弁連ADRセンター幹事）

○司　　会 　　渡部　　晃（弁護士・日弁連ADRセンター委員長）

　　　　　　　増田　卓司（弁護士・日弁連ADRセンター医療ADR特別部会長）

　　　　　　　中山ひとみ（弁護士）

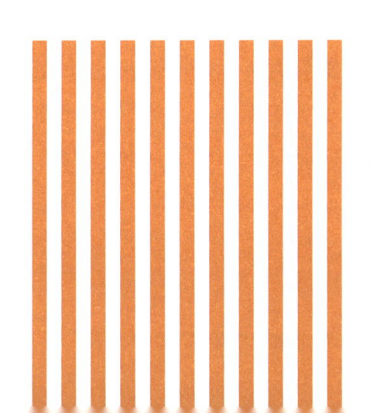

I　東京三会医療版ADRの現状と分析

渡部　それでは、始めさせていただきます。紛争解決手段としての医療ADRということですから、弁護士会医療ADRの取組みの具体例として、まず最初に東京三会の医療版ADRの現状と分析を鈴木利廣先生からお話しいただきたいと思います。鈴木先生、よろしくお願いします。

1　設立の経緯

鈴木　東京弁護士会の鈴木利廣です。

　まず、東京三会の医療版ADRがどのような経過でできたのかですが、東京三会の中に、医療関係事件検討協議会という患者側弁護士と医療側弁護士が参加した協議会があります。この協議会は、東京地裁の医療集中部と弁護士会との対話の窓口として設定されたものです。東京地裁の医療集中部4カ部の方々と意見交換をしたり、あるいは独自に医療事件についてのさまざまな問題点をディスカッションしたり、報告書を作ったり、そういうような活動を2002年以降行ってきました。集中部ができたのは2001年ですが、その前年の2000年から優先配転部という形で事実上成立していました。

　それに対応するために設立された委員会の中で、2005年4月から1年かけて医療事故紛争とADRのあり方に関する提言書をまとめました。たまたまそのときのADR小委員会の委員長を私が担当していたこともあって、それ以来、医療版ADRについて弁護士会を中心に考えてきました。2006年6月に提言書ができて、東京は三会ですから、それぞれの単位会の会長宛にもこの提言書を出しました。東京三会の組織である仲裁実務研究会と医療関係事件検討協議会とがディスカッションを積み重ね、検討を経て、東京三会の各仲裁センター——東京弁護士会は紛争解決センターと呼んでいるそうですけれども——において、2007年の9月1日から医療ADRプロジェクトチームをスタートさせました。

2 基本方針

仲裁センターは3つの枠組みで、それぞれ多少違ったやり方をしてきているんですが、医療版ADRについてはできる限り足並みを揃えるということで始めています。

費用なども多少違うようですが、申立手数料は1万円プラス消費税、1回の期日手数料がそれぞれ5000円ずつで、合計1万円＋5000円×期日の回数＋消費税になります。そして、示談が成立したときには、成立した額を基準にして成立手数料がかかります。先ほど、裁判所の貼用印紙とどっちが高いのかと、控え室で村田判事と論争になりまして、よく見たら弁護士会のほうがかなり高いんですね。裁判所のほうが安いぞと言われて、ちょっとショックだったんですが。しかし、これは成功報酬ですから。こういう成立手数料が付いて、有料で行います。示談が成立すれば多少高くなりますが、成立しない場合には安価な手数料で終わるということが特色かと思います。

東京三会の医療関係事件検討協議会のメンバーから医療側15名・患者側15名の仲裁人候補者がいて、そこから選ばれた各1名が関与して、基本的には3名体制でやることになりました。当初、この提言書の中では、医療側と患者側の専門弁護士が1人ずつ関与して2名の仲裁人を想定していました。しかし、東京三会の仲裁実務研究会の方々とディスカッションしているうちに、やはり

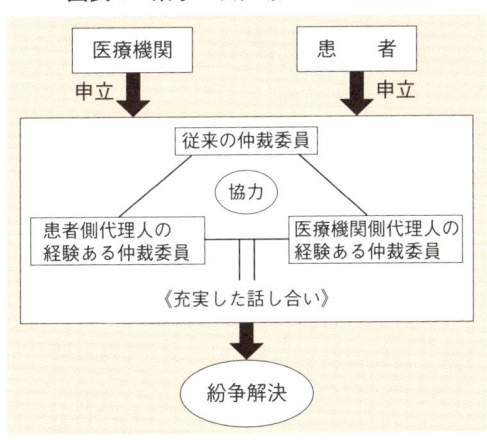

図表1　東京三会医療ADRの仕組み

仲裁手続に長けた弁護士が入ることが重要ではないかという問題提起を受け、われわれもなるほどと思って3名体制になりました。

しかし、実際上はそれぞれの会の事情とか、それぞれの当事者のご都合とか、いろいろなこともあって、3名体制、2名体制、1名体制という3通りのやり方が施行されています。2名体制では医療側専門弁護士と患者側専門弁護士が入りますが、1名体制の場合には、偶然、患者側専門弁護士や医療側専門弁護士が仲裁センターの中に登録されていて入ることもありますが、原則的には専門弁護士でない場合が少なくない。そういうやり方で示談あっせんを行ってきたということになります（**資料8～資料10**〔190頁～193頁〕参照）。

3　1年間の実施状況

(1)　総件数

申込み時点で見て、最初の1年間だけをとりますと17件の事案が成立しています（**資料11**〔194頁〕参照）。そのうち1件だけは、三会医療版ADRが発足する前にスタートしたものです。

この具体的事案が成立する場合、成立しない場合、あるいはそもそもADRに応諾する場合、応諾しない場合、細かな内容については、次年度、今年（2009年）の4月以降具体的な中身を見て分析することになりますので、今日は、表から見た件数や数字といった概要をご報告します。

(2)　相手方応諾率

総件数51件のうち、2件は医療機関が申立人になっていますが、圧倒的多数が患者側からの申立てです。相手方の応諾率、多くは病院側が応諾するかどうかということですが、32件の応諾があり応諾率は63％です。その内訳は、3名体制で16件、2名体制で3件、1名体制13件となっています。弁護士会の中には応諾して初めて体制が決まるところもあり、すべてが申立段階で体制が決まっているわけではないので、集計の合計は件数としては出ないのですが、応諾率は2～3名体制が83％、1名体制が54％。どちらかというと3名体制のほうが応諾率が高いということが、結果的には言えます。

⑶　代理人就任事案

　それから、代理人就任事案についてです。双方にある場合、申立人だけにある場合、相手方だけにある場合、そして双方なしという場合がありますが、この応諾率は、相手方に代理人がある場合とない場合を比較しますと有意の差、倍ぐらい違います。したがって、このシステムで、主には患者側が申立てをして病院側が応諾するかどうかは、その医療機関側の弁護士に相談しているかどうかにかかっているのではないかと思います。紛争を解決したいならばこの仕組みに応諾したほうがいいと、医療側専門弁護士が当該医療機関に助言することが、応諾率を高めているのではないかと推測されます。

⑷　終了事案

　終了事案ですが、全部で26件が2009年1月31日現在終了しています。これらの和解成立率・示談成立率が65％。大雑把に言いますと、申立てのあった事案について3件に2件が応諾される。そして、応諾したもののうち、さらに3件に2件は示談が成立する。単純計算すると2/3×2/3ですから、4/9が全体の申立件数について示談成立したことになり、半分近く示談が成立していると言えます。

　この終了事案における成立・不成立の件数で体制などを比較してみますと、成立率は2～3名体制の場合には80％、1名体制45％ということで有意の差が出ています。専門弁護士が関与したほうが、数字的には示談成立率が倍ぐらい高いです。

　次は成立率。医療側代理人がある場合とない場合で、極端な差が出ています。多少うがった見方をすると、病院側に付いた代理人が熱心に病院を説得していただいて示談成立に向かうということが示唆されているようです。個別の事案では違うケースはいくらでもあるとは思うんですが、総体としてはそういうことが言えると思います。

　それから、示談あっせん回数ですね。どのぐらいの期間になるのか、細かく日数計算までできていないのですが、私の印象でざっと見ますと、大体月に1回1期日ぐらいの示談あっせん期日が入っています。成立した17件の平均あ

っせん回数は3.2回。それに対して不成立の示談回数は2.4回。不成立の場合のほうが早めに終わる。ところが、これを2～3名体制と1名体制に分けてみますと、2～3名体制では成立も不成立も合計して3.4回、1名体制では2.4回、多少有意の差があります。専門弁護士が付いていると、なかなかあきらめずに粘る、何とか示談が成立しないものかということで粘るという傾向があり得るのかもしれません。

　一応私も自分が担当していない事案も含めて、ざっと目を通してみましたが、そもそも申立て時点で責任に争いがあるものも、ないものも含まれています。責任に争いがなくて、賠償額だけに争いがあり、示談あっせん人に額の提示を求めるというようなケースもありますが、責任に争いのある事案もかなり目立つ。どっちがどのぐらい多いのかというのは分かりませんが、かなり責任に争いのあるものも示談成立につながっていると言えるのではないかと思います。

　先ほど村田判事から、訴訟においても、医療事件は最近和解率が高いというお話がありました。東京地裁の集中部ですと、60％超ということで、全国平均よりもかなり多くなっている。

4　まとめ

(1) 訴訟上の和解と示談あっせん型ADRの違い

　訴訟上の和解とは、「和解が成立しなければ判決を出そう。判決になればこういう見通しだぞ」と、ある意味ではのど元に刃を突き付けられて「さあ、どうだ」と言われているのに近い。和解がいいのか、判決がいいのか、その2つの利益を比較しながら当事者が選択をする。

　昔は、また今でも別席型が多いと思いますが、別席型ですと両方に負けると言うんですね。被告には請求認容だと、原告には請求棄却だと言って歩み寄らせるということを語った裁判官もいらっしゃると思います。今は医療部でどのようなやり方をしているのか定かではありませんが、いずれにしても判決を念頭に置いて和解する。

　ADRでは示談が成立しなかったときには判決はないわけですね。判決がな

いときに、それでは何と比較するのかというと、私が4件ほど関与させていただいた感想から言えば、紛争解決自体に重要な価値を見いだすかどうか、この事案は紛争解決として示談が成立しなくてもいいと思うか、思わないか、これがすごく重要だろうと思います。ですから、示談あっせん人と両当事者との三者の間で、この事案は何としてでも紛争解決として示談を成立させるための努力をしようじゃないかという合意らしきものがあってスタートするのと、期日を3回4回と重ねているうちに当事者の思惑がかなり違うことが分かるというのでは、随分違うでしょう。

(2) 示談あっせん委員としての専門弁護士の役割

どんな紛争であれ、解決するに越したことはないということですね。その解決でどの程度の譲歩ができるのかを考えながらやるという意味では、裁判所の和解とは違う枠組みなのかなと思います。そういう中で、専門弁護士がどういう役割を果たすのか。先ほど言いましたように、専門弁護士が関与したほうが示談成立率は高い。それはどうしてそうなるのかということだろうと思います。

これも仮説ですけれども、先ほど村田判事の報告の中にもあった、争点整理をすることによって、かなりの和解が進んでくると思います。訴訟において集中証拠調べだけで、事実認定としては争いが残ったままですが、鑑定をしなくても判決が書ける、あるいは和解に行くという、つまり第三者の医療専門家の意見がなくても紛争解決に向かう率が非常に高くなっていることと重ね合わせてみますと、医療側弁護士、患者側弁護士、双方の専門弁護士がこの事案の経過を大雑把につかみ取り、訴訟になれば出てくるであろう予想論点について、相手方の病院側に懇切丁寧な説明を患者にしてほしいとお願いし、その説明の期日などを1回持つことで、かなり争いの幅は狭まってくるのではないかと思います。

示談の成立した17件の中には、事実上お金の絡まない解決が2件ほどあります。その意味では、金銭的な給付が不可欠の要素だと必ずしも言い切れないのが、この紛争の特色だろうと思います。争点整理がきちんとできれば、専門

家による責任判定の裁断がなくても紛争解決に進んでいくことができるのではないかと思います。

　東京三会の提言書では、専門委員に関しては次の課題として先送りをしました。専門委員を調達できるのかという問題と、専門委員を入れることが本当にいいのかどうかという2点が引っ掛かっていたからです。専門委員がいて、その専門委員の専門性から「これは病院側の責任だ」とか「これは患者の思い違いだ」とか言って裁断することが、紛争解決にとって本当に必要なのか、紛争解決として正しい方向なのか、私は個人的にはかなり疑問を持っています。その意味では、医学の専門委員が医学的な裁断を下さずに紛争解決をしていく、そのことは集中部の実践の中でもできるという方向に動いてきていることからすると、専門弁護士の役割は争点整理などにあるのではないかと思っています。

(3)　医療側代理人の役割

　何といっても申立人の圧倒的多数が患者側ですから、示談あっせんに応諾するも、示談成立に向かうも、かなり医療側代理人の役割が大きいと思います。患者側弁護士は、この30年間、毎年1回全国交流集会をやったり、各地の研究会で日常的に学習会などを開いたり、情報交換したりしてきました。しかし、医療側の弁護士の横断的な意見交換や情報交換は、最近まであまり十分に行われてこなかったとも聞いています。これからは病院側の代理人の助言が紛争解決にとっても非常に重要となりますので、そういう点についても今後のありようを考えていきたいと思います。

　以上が東京三会の1年半、とりわけ最初の1年間の51件についての概略の報告であります。

5　3名体制のメリット・デメリット

渡部　鈴木先生、どうもありがとうございます。日弁連の『自由と正義』の記事に医療側15名、患者側15名の東京三会医療ADRの仲裁人候補者名簿が掲載され、先生は患者側仲裁人候補者の6番目、児玉先生は医療側仲裁人候補者

の6番目に書かれています。単純計算しますと、51件ですと担当されたのは3件ぐらいになるはずですが、先生は4件ですか？

鈴木　そうですね。今までで4件です。

渡部　4件なさっているということは、ご指名が多いのでしょうか？　この中にはたしか1名体制のもあるわけですけれども、先生が経験されたのはすべて2〜3名体制ですか？

鈴木　4件とも3名体制です。さっき言い忘れましたが、指名制度があるので、もしかしたら指名ということで件数が1〜2件増えているのかもしれません。

渡部　恐らくそうだと思いますが。先生、その4件はすべてまとまったんでしょうか？

鈴木　2件が成立しました。残りの2件は今進行中です。

渡部　そうすると、終了した事件は全部成立したということですね。

鈴木　そうですね。

渡部　先生は3名体制でなさっているわけですが、3名体制の場合に、期日の決定が大変難しいというご批判があります。先生は、3名体制にどういう印象を持たれていますか？

鈴木　期日調整についてですか？

渡部　期日調整とメリット・デメリットについてです。

鈴木 先ほど、3名体制が非常に有効性が高いという臨床報告をしました。3名体制というのは、1名体制であるところの仲裁の専門家と医療事件の専門家の両方が組み合っているので、1名体制よりは3名体制のほうが有効性は高いということは多分はっきりしている。ただ、そこまで重装備の体制でやらないといけないのかとか、コストパフォーマンスは合うのかとか、そういうほかの要素によって決まってくるのかなと思います。

しかし、3名体制の経験に蓄積された意義付けを、きちんと認識して2名体制なり1名体制でやるということになれば、将来的には、すべてを1名体制でやっても、3名体制と同じような進め方になっていくこともないわけではないだろうと思います。

渡部 ありがとうございます。

鈴木 期日の調整に関しては、日本中の弁護士はみんな忙しいみたいですので、それぞれの仲裁人がこのトライアルにどのぐらい優先順位を付けているのかということだと思います。僕の手帳はすべて優先順位で埋まっていきます。先の約束も、優先順位の高い約束が入ってくるとごめんなさいと言ってしまう。できる限り飛ばせる予定は飛ばして入れることになるので、比較的円滑に入っているように思います。

渡部 鈴木先生はこれが最優先順位なんですか？

鈴木 僕はこの仕事の優先順位を高くしていますね。誤解を恐れずに言うと、今は訴訟よりも、ちょっと語弊がありますけれど、重要です。

II 東京三会の医療ADR仲裁人等を経験して

渡部 ありがとうございます。次に児玉安司先生、お願いいたします。児玉先

生は、法学部卒業後、さらに医学部を卒業され、医師の経験もおありです。それから、第二東京弁護士会に登録なさっていて、東京三会の医療ADRの医療側の仲裁人候補者でもあります。また、日弁連ADRセンターの医療ADR特別部会の幹事を務められています。

 それでは、児玉安司先生、東京三会の医療ADRの仲裁人としての経験と、それから医療ADRに申し立てた経験もおありなんですか、その件についてちょっとお話しいただけますでしょうか。

児玉 児玉安司です。よろしくお願いいたします。

 もともと医療側でこうやって仲裁人候補者名簿をまとめること自体、いろいろな苦労がありました。それから、とりわけ医療側の仲裁人候補者に関しては、利益相反の問題があり、事前に医療機関や医療機関の団体、あるいは医療側の医師会をはじめとした団体との関係、あるいは保険会社等との顧問関係などをディスクローズし、了解を得た事例について、仲裁人候補者として就任させていただくという手順を踏んでいます。この15名の中でもいろいろな関連先がありますので、相互補完しながら、自分が担当できる事例を担当していく、そういう協力体制でさせていただいているというのが実情です。

 私の場合、4件ぐらい仲裁人候補者就任の打診があって、実際に仲裁人候補者として就任して対応させていただいた事例は、1件が成立しました。それから、私のほうが医療機関側で、相手方として対応して成立したのが1件あります。もう2件は現在相手方として継続中ですので、都合4件になります。

 4件目は、実はこの医療ADRで話し合い解決を経験した医療機関が、顧問弁護士である私に無断で、この制度は素晴らしいから使おうと患者さんを説得しまして、この件も医療ADRでよろしくと先日連絡があったというような経緯です。実は、医療ADRについては、先生方がお考えになっているよりもはるかに、医療側の期待が大きいという状況にあるのが、今の挿話でも分かっていただけるかなと思います。

 もう1点だけ指摘致しますと、東京三弁護士会医療ADRの仲裁人候補者名簿をこういう形で出させていただいているときに、やはり多くの先生方は、労

働委員会のイメージをどこか重ね合わせていたように思います。たまたま私は先週月曜日と来週月曜日に労働委員会の和解期日が入っていますが、労働側の先生、企業（使用者）側の先生、中立の先生（委員）と3人いらっしゃることによって、さまざまな微妙な説得が、同席であれ別席であれ行われる。先生方はいろいろなところでご経験かとは思いますが、それに似たメリット、意思決定者あるいは仲裁を促進する者が1人いるだけよりは、立場を異にしたトロイカ体制を組むことによって、さまざまな説得のありようが同席・別席で工夫されているということを、私は3名体制の下で経験しております。

III 日弁連医療ADR特別部会

渡部 ありがとうございます。先ほどもお話しましたように、東京三会のモデルを参考にしながら、日弁連ADRセンターでは2008年6月から医療ADR特別部会で、四国を除く7高裁の所在地に医療ADRを設置しようという動きをしております。その件について、日弁連ADRセンター医療ADR特別部会長の増田卓司先生からご報告いただけますでしょうか。

増田 日弁連ADRセンターの医療ADR特別部会の部会長をしております増田と申します。

今委員長からお話があったように、ADRセンターでは2008年6月にセンターの中に医療ADR特別部会を立ち上げました。これは、東京三会が2007年9月に医療ADRを立ち上げたことを受けまして、全国の7つの高裁所在地の単位弁護士会の紛争解決センターあるいはあっせん仲裁センターといったADRセンターの中に、医療ADRを扱う機関を立ち上げるべく、検討に入っているところです。

弁護士会のADRセンターは、全国の25の単位弁護士会の中に29のセンターがあります（平成23年4月末現在は、27の単位弁護士会の中に31センター）。この弁護士会のADRセンターが扱っている事件は、平成19年度の仲裁統計

年報でいいますと（資料12・資料13〔237頁・238頁〕参照）、一般的な事件も含めて申立ては全体で1033件ありました。そのうち100件が医療事件で、解決しているのが37件。その約3分の1は、私が所属している愛知県弁護士会で取り扱っています。

先ほど鈴木先生のお話にもありましたように、愛知県の場合は、基本的には医療事件をあまり扱っていない1人の仲裁人が仲裁にあたる。そして、医療事件について医療的な知識を補充したい場合には、医師の専門委員制度によって、現在は歯科医2人、消化器外科、小児科、産婦人科、整形外科は各1人の先生方にご協力いただいているというような状況です。

今申しましたように、平成19年の医療事件は全国で100件でしたが、平成18年は54件の申立てでした。この急激な増加の原因は、恐らく東京三会が医療ADRを立ち上げたことで、急激に東京のほうで件数が増えたのだろうと思います。東京三会が、医療側の代理人経験のある弁護士の先生、患者側の代理人経験のある弁護士の先生、そして一般的なといいますか、そういった3名体制で医療事件を扱う仕組みとして医療ADRを立ち上げたことは、やはり一般市民にとって大きな広報になり、利用しやすくしているのではないかと思います。

そういった状況もあり、日弁連の医療ADR特別部会では、7つの高裁所在地の単位弁護士会に、医療側・患者側の代理人経験のある弁護士を仲裁人候補とする、そういった名簿の作成を今やっております。大きな単位会であれば比較的代理人経験のある弁護士を得やすいのですが、やはり小規模の弁護士会では、特に医療側の代理人の候補者を得るのが非常に難しい。こういったことがありますが、できれば2009年の春に向けて名簿を整備し、東京三会をモデルとした医療ADRを何とか立ち上げたいと考えています。

ただ、3名体制を必ず取るのか、1名体制もあり得るのかといったことについては、やはり各地の実情も考慮しながらやりたいと思います。それから、名簿の公表についても、地方の単位会等では名簿を公表することによって、かえって事件処理が難しくなるというようなことも考えられるので、部会の中で議論をしながら固めていきたいと思っています。以上です。

Ⅳ　医療ADRの上手な利用方法

渡部　どうもありがとうございました。それでは、患者側代理人として訴訟前になすべきことなんですが、鈴木先生は長く患者側代理人としてご活躍ですが、訴訟に至らずにADRその他裁判外手続を選ぶ際の基準は、概略どんなものがありますでしょうか。

鈴木　医療事件でわれわれが取り組むときには、訴え提起前に必ず診療記録と医学知見を検討し、病院側からの説明を受けます。そして、説明会が終わった段階で、心証を前提にして交渉をやった上で裁判に行くというのが、これまでのやり方ですね。その第1段階としての訴訟前の交渉というところまでは、従来どおりだろうと思うんです。次のステップとして、訴訟に行くのか、それともADRを使うのか。医療ADRは始まったばかりなので、まだきちんとした適用基準を持っているわけではないのですが、今の段階では、間に仲裁人が入れば対話が成り立つという見込みがあれば、それはADRを申し立ててみようかということになるのではないかと思います。

　ただ、被害が甚大で、責任の争いがあって、かつ有責を前提にした話し合いがしにくいとなると、専門的な裁断のないところでどこまで紛争解決につながるのかは、かなり不透明になると思うんですね。そういうときにあまり金銭の額にこだわらないという依頼者がいれば、ADRで短期間に紛争解決をする。さっきも言ったように、紛争解決する場合には大体3～4回のあっせん期日で解決していますので、申立てから終わるまで大体平均で半年ぐらいあれば解決する。訴えを提起してから半年では、争点整理もまだ本格的に軌道に乗らないという段階ですから、早期解決と、あまり高額なというか完全賠償のようなことにこだわらないのであれば、ADRによる紛争解決をやってみる価値は十分あると思います。

　当事者に代理人が付いていない場合には、まずもってADRで紛争解決を目指してみることが重要だろうと思います。医療訴訟をあまりやった経験のない

代理人が付いた場合も、まずADRで争点整理等をしてみて、見通しを立てていくことも重要かなと思っています。

われわれは、白黒決着をつけることをずっと目標にやってきましたので、これから少しずつ事件解決の方針の作り方を変えていく時期なのかなと思っています。もともと裁判所というのは、真実を明らかにして法的権利義務関係を明確にするというところに、特色といいますか利点があると私は思ってきました。しかし、紛争というのは、もともと話し合いによって解決するのが原則ではないのかと、何でもかんでも裁判所に持ち込むというのは、むしろ司法制度の望ましいありようではないかもしれないとも考えています。ADR・裁判外紛争解決の重要性は、これを経験する前と比べて、随分大きな意義付けを自分の中に作りつつあると思います。

渡部　ありがとうございます。ここには、医療事件をたくさん扱っている方も、そうでない方も、これから扱おうという方もいらっしゃると思います。先ほど村田裁判官から、訴訟を提起したときに、原告側代理人は診療録と意見書は必須というお話がありました。そこで、診療録などの書類を取得する方法ですが、カルテ開示請求とよく呼ばれる事柄、伝統的には証拠保全手続というのがありますけれども、その前にカルテ開示請求について、どうも平成15（2003）年9月「診療情報の提供等に関する指針」という厚生労働省の指針があるようですが、畔柳先生、これは一体どのようなものか、簡単にご説明いただけるとありがたいのですが。

畔柳　ここに至るまでに歴史的な経緯がいろいろあって、今、何年と言われても困るのです。

渡部　平成15年9月に。

畔柳　たしかにそのときに厚生労働省の指針が出ていますが、具体的な動きは、それより数年以上さかのぼります。私も委員を務めたのですが、森嶋昭夫

先生を座長とするカルテ開示に関する委員会というのが、厚生省（当時）にあって、平成10（1998）年6月、診療記録開示を法制化するようにという答申を出しました。しかし医療界は反対で、法律が成立するような情況ではありませんでした。そのような中で、当時の日本医師会の坪井栄孝会長が会の自主的な規範として、ガイドラインを作ってもよいとの決意を示しました。そこで、答申が出た直後に、委員長の森嶋先生と坪井会長とに話し合いをしてもらい、日本医師会が自主的に開示のガイドラインを作るという約束をして、日本医師会内に委員会を立ち上げ、半年足らずで、日本医師会の倫理綱領の1つという位置付けで、ガイドラインを作りました。最終原案を作ったのは、日本医師会の事務局と私で、平成11（1999）年1月12日、「診療情報の適切な提供を実施するための指針について」という委員会答申ができあがり、発表されています。この委員会には、新美育文教授が参加し、貴重な意見をいただきました。

　実は、同じ時期に国立大学附属病院でもガイドラインを作っていました。たまたま両方に共通する委員がいて、実際に作ったのは私どものほうが早かったのです。ただ、正式のガイドラインとするためには、日本医師会の代議員会の承認を要するので、実施時期が遅れています。多分、平成12（2000）年からだと思いますが、自主的なガイドラインとして実施し、現在に至っております。厚生労働省のガイドラインは個人情報保護法の制定との関係で作られたので、実施時期は少し遅れたと思うのです。

渡部　それは今後の参考になりますでしょうか？

畔柳　そうですね。なぜそういう段階を経る必要があったかというと、いきなり開示しろといったって、現状を全く変えてしまう大改革をする場合に、一片の法律を作って進めるというやり方は現場に大混乱が起きて失敗する例が少なくないのですね。当時は、開示するなんていう雰囲気が全くない世界だったのです。今になると、自分は開示派だったという人が多いのですが、その人たちが、積極的に開示を実践していたかは疑問です。

　今日そこに新堂幸司先生がおみえですが、新堂先生が東京弁護士会で講義を

されて、当然診療記録というのは証拠保全の対象になる、しかも証拠保全でなく検証としてできると、そういう理論を唱えられました。当時、東京地裁はかなり反対が多かったのです。これに対しては、さまざまな実践例を示して、必要性が大きいことを説得することで、裁判所に証拠保全さえ申請すれば必要な資料が得られることが定着したわけです。こういう背景があったからこそ、その後の民訴法改正がスムーズに進んだのだと考えます。

　いろいろな理由がありますが、今でもほとんどの重要な医療訴訟では証拠保全をしているのが普通ではないかと思います。

　カルテ（診療記録）の開示については、個人情報保護法の解釈との関係で混乱が起きているようです。実体法上の解釈問題として、患者さん自身が自分のカルテの開示を求めるかどうかという議論があります。この問題については、1985年という非常に早い時期に、神戸大学の丸山英二先生が、プライバシーとの関係で、できるということを日本医事法学会総会で発表しております。しかし、その当時の進歩的な医師・学者からたたきつぶされました。そんなこともあってか、実体法上の開示請求権が本人にあるという説は、誰も書かないできました。しかし、今や厚労省のガイドラインも出たし、日本医師会の指針も定着しているということで、私は2008年に、『医療の法律相談』設問68の中で、丸山先生の跡、あるいはドイツの判例の変遷を追って、本人に実体法上の開示請求権があると書きました。たまたま東京地裁で、個人情報保護法を理由にして訴訟を起こしてあっさり蹴られた判決が出ていますが、この問題はプライバシーというような本質的なところから議論しなくてはいけないと考えて、私自身はそのことを理由にすれば可能であると書きました。

渡部　ありがとうございます。というわけで、カルテ開示は権利として認められているようです。本人なり、遺族の方々から請求があれば、診療録を開示することになりますが、そうしますと、鈴木先生のところにご相談に来られる遺族なり患者ご本人というのは、前提として大体カルテの開示請求をなさる方が多いのでしょうか？

鈴木 今は少なからぬ人たちが開示された診療記録を持参して相談に来られますね。比率は調べたことはないですけれども。もちろん証拠保全する場合もあります。ただ、カルテ開示と証拠保全のメリット・デメリットを比較して、個別事案で対応するのがわれわれのやり方です。カルテ開示の場合には手続が簡便で、費用も原則的に安い。しかし、カルテ開示は1〜2週間たってからなされるので、その間にカルテの整理などが行われる。後日記載などがないかどうかは、医療機関の規模等にもよります。

　それから、実際にカルテ開示で取られたカルテを検討しますと、そんなに多くはないですが、肝心の記録のコピーが渡されていない例がある。かつて手術中の事故が問題になった事案で、手術録・麻酔録が入っていなかった。一番肝心なものが膨大な記録の中に入っていない。そうなると、証拠保全のほうがいいのか、カルテ開示のほうがいいのかは一概には決めきれないので、最終的にはその利益・不利益をご説明した上で、ご依頼者の意向に従うのが多分一般的なのではないかなと思います。

渡部 ありがとうございます。それで、カルテ開示請求、証拠保全等で診療録をはじめ、いろいろな記録が手元に渡りますね。先生の手元に、そして患者さんの手元に渡る。その後、先ほど村田裁判官からお話があったように、複数の協力医師の存在、それから意見書の関係で、複数の協力医師の意見を求めるということがルーティンとして行われているのでしょうか？

鈴木 一番望ましくないやり方は、医師に記録を丸投げして、何か問題があるのかと問うことだと、われわれは考えています。したがって、まずは弁護士が自ら診療記録を整理する。一般の事件でも、少し複雑な事案であれば事実経過一覧を作りますよね。内容証明を書く場合でも、事実を丹念に継時的な流れに沿って書いて、事案全体をまず把握する。それと同じように。集中部に行きますと、被告代理人が診療経過一覧を作成する必要があるのですが、原告代理人はそれを訴え提起以前の段階で作って持っていって、いろいろな段階で補充していきます。

そういう診療経過一覧をまず作成し、事案の内容を見て、基礎的な論文等も検索をして、ある程度の医学知識を持ち、論点を見定める。依頼者や相談者の疑問もきちんと把握する。そのうえで、事案の概要はこうですと、患者さんやご家族やわれわれが問題だなと思っているのはこの点ですということを書いて、臨床医に相談することになります。目の付け所がわれわれと臨床医の間で違うこともありますし、加えて、臨床医ならではの問題点を指摘していただくということもあります。

　それから、複数の医師に聞くように心掛けています。医師によって目の付け所やアプローチが違い、かなり意見の幅が広いというのが、この種の事案の特殊性なので、できる限り複数の、意見が違ったらさらに3人目の医師にまで聞いて、しかもその意見をうのみにせずに、文献的な一般的知見の裏付けまで取って、その責任の構成をするように心掛けています。

渡部　ありがとうございます。先生、その前提に、診療録などが外国語、たとえばドイツ語や英語で書かれている場合、どなたかに翻訳を依頼するのですか？

鈴木　翻訳業者に出します。最近、若い弁護士の中にはかなりカルテ用語に長けた人もいて、医学用語辞典や医学英和辞典で調べて翻訳する方々もいらっしゃいますが、私は英語が全然駄目なので、古くから翻訳業者にお願いしています。

渡部　集めた文献は、証拠にもなりうるわけですね。それで、協力医師が複数いるときは、協力医師に最終的には意見書も書いてもらうという予定になるのでしょうか？

鈴木　私はそういうことを予定していません。私は裁判所に私的意見書を出さないことを原則にしていますので、裁判所からは嫌がられていますけれども。

渡部 なるほど。鈴木先生はそういう意見書を出されない主義ですが、ともかく協力医師の意見は仰ぐということですね。

　第1部の畔柳先生のお話では、医療事故をめぐる賠償責任保険制度としては、開業医の場合は日本医師会の医賠責保険、大学病院の場合はそれ以外の民間の保険会社ということでした。まあ日本医師会の医賠責保険の背後には民間の保険会社があるのでしょうけれども、日本医師会は時間がかかるという観点がございましたね。賠償責任審査会の関係で。開業医の場合と病院の場合では、事件の扱いに違いがありますでしょうか？

鈴木 あまり変わらないです。

畔柳 変わらないですね。私は、調査委員ということで、いわゆる利益相反の問題があり得るので、開業医の事件は特別の事案を除き原則として受任しません。その代わりに大学病院の事件をずっと扱ってきました。

渡部 それでは、ちょっと畔柳先生に確認したいのですが、100万円までは免責ということで、日本医師会の医賠責保険ではカバーされない。そうすると100万円までの部分については、今聞いたところによると損保ジャパンか何かがカバーしているということですが、その部分は結局医師会は関与しないのでしょうか？

畔柳 そうです。日本医師会は関係していません。それから、先ほど100万円以下と言われましたけれど、都道府県医師会によって、いろいろな対応をしています。日本医師会の制度の趣旨に反しますが、かつては500万円くらいまで県単位で保険や共済制度を利用して対応したところもあります。全国50医師会が全く同じ制度かというと、必ずしもそうだとはいえません。紛争処理委員会があると思えないところもあるし、きちんとした委員会が整備されて大活躍しているところもあります。むしろ少額の場合にかぎらず、紛争多発都道府県では、自分たちで積極的に紛争解決に取り組んでいます。日本医師会に付託す

るか否かは、あくまで都道府県医師会が自分たちで選ぶわけです。したがって、実際の事件数と日本医師会に上がってくる事件数との間には、かなりの差があって当然だと思います。なお、病院開設者が加入するいわゆる「病院保険」のうち、中・小規模病院については、歴史的経緯から特定の損保会社が都道府県医師会の一部に紛争処理を委ねていました。

渡部　第1部で畔柳先生がお示しいただいたドイツ語も一緒に書かれている図表2（18頁）で、右下に医師がありまして、左側にペイシェント（患者）がある。医師の上に都道府県医師会、その上に日本医師会があって、保険者があって、さらに上に賠償責任審査会があるわけですが、先生が今言われたのは下の都道府県医師会の話ですね。

畔柳　そうです。

渡部　その図の一番下のところに都道府県医師会とありまして、「医事紛争処理委員会≒紛議調停委員会」とありますが、ご説明いただけますでしょうか。

畔柳　都道府県医師会内の委員会として「医事紛争処理委員会」が、損害保険会社のバック・アップで全国的に普及した時代があります。これに対して日弁連の一部から、弁護士法に違反するという攻撃があって、一時期問題になりました。しかし、理論的に言うと、弁護士会に紛議調停委員会があるのと同じように、それぞれの団体に紛議調停委員会がある。それを都道府県医師会では医事紛争処理委員会と呼んでいると、当時説明したことがあります。

渡部　これは事実調査の機関と考えてよろしいでしょうか？

畔柳　本来的には会員と会員外の紛議調停機能も目指していますが、日本医師会との関係でいうと、事実関係の調査はそちらのほうでやっていただくことになります。県医師会の担当理事、事務局、医事紛争処理委員会が協力して事実

関係を調査します。その際、最初から弁護士が参加して調査している医師会もあるし、そうでないところもあります。

渡部 そうすると、そこには裁定権限はないのでしょうか？

畔柳 日本医師会に付託されるものについては裁定権限はありません。しかし、それ以外の事件については自分たちで処理します。

渡部 100万円以内のものとかですか？

畔柳 ほかに、先述したいわゆる病院保険など日本医師会の保険とは関係ない紛争についての処理・判断を、保険会社から付託されているところもあります。

渡部 被保険者なんですが、A1会員とA2会員があるようなのですが、これは開業医がA1会員で、勤務医がA2会員ということでよろしいでしょうか？

畔柳 大体それでよいと思います。

渡部 勤務医は少ないのですか？

畔柳 数は増えています。地方の国立の大学病院は、なかなか国がお金を払ってくれない状況があります。そのために地域によっては、大学病院の医師を挙げて医師会会員になっている地域もあります。

渡部 ありがとうございました。それでは、東京地裁の現況について村田裁判官にお尋ねします。平成19年の医事関係訴訟事件をみますと、全国では全件数1027件中536件が和解、判決が認容と棄却でそれぞれ138件と226件ある。全国レベルでいうと約半分が和解ですが、先ほどのお話でいいますと、東京地

裁では70％和解ということでしょうか？

村田　東京地裁のここ数年間の統計を見てみますと、約60％前後で推移していますが、平成20年度の和解率は約70％（概数）でした。

渡部　それはかなり強権的にやられて？

村田　いえ、それは話し合いがお上手だということではないでしょうか（笑）。代理人の先生方もお上手だし、裁判所も一生懸命和解に腐心しているということであろうと思います。

渡部　失礼しました。和解ですから何がしかの金額を和解金として支払うという解決のみなのでしょうか。それともゼロという和解もあり得るんですか？

村田　ゼロという和解もあります。被告医療機関としては、この医療事故を契機に、さらに体制を良くしますよと決意表明をしてもらうような形で、金銭のやりとりはしませんけれども、「それで分かりました」と、「診療経過も分かりましたので、これで納得します」という和解はあります。

渡部　それは概数としてはそんなに多くないのですか？

村田　非常に少ないです。

渡部　そうすると、どうも東京地裁は飛び抜けて和解率が高そうですね。全国的にみますと、平均審理期間は平成19年度が23.6カ月、2年近くかかっていますね。東京地裁はどうでしょうか？

村田　たとえば平成20年の既済件数について見ますと、東京地裁における審理期間の平均月数は17.9カ月程度になっています。そして、2年以内に75％

を超える事件が解決していることになります。

渡部　そうすると、審理日数は平均1年半以下ということですか。

村田　はい。

渡部　先ほどの医師の私的意見書ですが、患者側の有名弁護士である鈴木先生は出さないのが原則だと言われましたが、割合的にはどのぐらい私的意見書が出されているのでしょうか？

村田　私的鑑定書（私的意見書）については、鈴木先生は私的意見書を出されないということですが、鈴木先生自身が専門家ですので、準備書面が意見書だと思っておられるのではないかと思います。そういう方は出していただかなくてもいいかなと思いますが、大半の方は出していただきたいと思っています（笑）。
　私的意見書が出る件数ですが、これは正式な統計数値はとっていません。ただ、印象的には原告側の意見書が出る割合は30％前後ではないかと思います。以前に個人的に若干調べたことがあるのですが、それによると、約32％の割合で原告側意見書が出されています。医療集中部というと、大阪と東京とで同じような割合で私的意見書が提出されているのではないかとおっしゃる方が多いのですが、これは東京地裁の数字ですので、大阪地裁では多分また別の数字になろうかと思います。

渡部　ありがとうございます。人証の調べは、判決したものについては9割以上行われているでしょうが、数としては2～3名が最も多いということになりましょうか？

村田　はい。まず判決手続で終結した事件を見ますと、93％前後で証拠調べをしております。採用人数については、証人、本人を含めると、平均1件当たり

2.7名ぐらいです。3名前後で大体終わっている。被告側証人あるいは原告側の協力医1人、担当医1人、原告本人というような形ではなかろうかと思います。

渡部 ありがとうございます。次は鑑定率ですが、大体がカンファレンス鑑定になろうかと思います。カンファレンス鑑定は、3名で行うような感じですが、平成17年から20年までに全件数の3.92％と少ないですね。平成15年当時の調べによると6.3％ですから、1桁は変わりませんが、絶対率がすごく少ない。これは先ほど言われたとおり、争点整理とか意見書といった文献とかで、原則要らないというような感じなんでしょうか？

村田 事案事案に応じてやっておりまして、原則鑑定を採用しないというつもりはありません。まず鑑定の申立てをされることが多いのは、被告ではなくて原告側ですね。それでも、原告側代理人の先生方のお話を聞いていますと、鑑定を敗者復活戦と捉えている方が多いようです。そういう意味では、多くの代理人の方は、多分ご自分の準備書面ないしは立証で何が足りないのかと、この上に鑑定までして聞くことはないというようなスタンスで来ておられることが多いと思われます。われわれも、医療訴訟について何件か担当しますと、同じような事件がありますし、論理的な思考に基づいて、記録と診療経過、医学的知見の文献と意見書を読めば、何が悪くて何が良いかというのが分かってくることも少なくないように思います。鑑定をしなくとも、心証形成ができる事件がかなりあるということであろうと思います。

渡部 ありがとうございます。われわれ素人目というか傍目から見ると、96％が鑑定を行っていないということは、「原則しない」というふうに見えるのですが、おかしいでしょうか？

村田 「原則しない」とは思っておりません。われわれが心証形成できていると思いましても、たとえば代理人の先生に「やっぱりどうしてもしてくださ

い。そこは医学的にも非常に疑問なところですから」と言われて、「それでは、念のためにやってみましょうか」というような事件も、稀ですけれども、あるわけですから。

渡部 稀なのですね。

村田 はい。あまり多くはないと思います。

渡部 分かりました。ありがとうございます。それから、付調停率はどのぐらいになりますでしょうか？

村田 これも付調停率という概念自体をどう定義するかによりますが、既済件数中の付調停件数を見ますと大体3.8％ぐらいで推移しています。平成17年から20年までは4％前後で推移しているようです。

渡部 平成15年当時の東京地裁の裁判官が書かれた資料によると6.2％でしたが、それからまた下がっているようですね。

村田 付調停率自体は、東京地裁では減少傾向にあるように思います。これは、事件が付調停あるいは和解になじむものかどうかという関係もありますし、事件の性質によるものか、あるいは調停が好きな裁判官とそうでない裁判官がいますので、それが影響しているのかもしれません。

渡部 ありがとうございます。それで、当時の文献によりますと、付調停の目的が第1に争点整理である場合、第2に専門的な委員、医師を入れていろいろな評価を加えて調停を成立させる場合、第3は上記の2つの目的を兼ねている場合と、分けられています。東京地裁での和解率が70％ぐらいになっている現状からすると、争点整理はもう付調停ではそれほど要らないということでしょうか？

村田　いえ、特に原告側に、協力医や意見医がいない、診療録や診療経過の見方もよく分からない、何が問題なのか分からないというような事件もあります。そのような場合に考えるのは、専門委員を入れて争点整理をするか、あるいは付調停で争点整理をするかという選択になります。

渡部　なるほど。

村田　専門委員でやるのが原則でしょうけれども、和解の機運もないではないという場合には、争点整理を兼ねながら、和解調停のために付調停にすることもあります。

渡部　そうすると、要するに大体が本人訴訟を予定しているということですか？

村田　本人訴訟ではあまりやりませんが、準当事者訴訟といいましょうか、医療訴訟の経験が多くない弁護士の方が原告側代理人となっておられる事件などは、付調停として争点整理をすることがあります（笑）。

渡部　はっきり言いまして、慣れていない先生がいらっしゃると、そういうことですか？

村田　はい、慣れていないといいますか、あまり医療訴訟を多数手掛けておられない先生の場合はそのような方法をとることもあります。

渡部　温かいお言葉ありがとうございます。それで、和解で終結した70％のうち、争点整理後と人証を終わった後という、2つの場合があり得ると思いますが、それぞれどのような割合になっておりますでしょうか？

村田　段階で区切ってはいませんが、和解で終わった事件のうち、証拠調べを

実施したものが60％ぐらいあります。ですから、証拠調べ前の和解は和解件数中40％程度ということになります。

渡部 全件数から見ると、和解率が70％ですので、全体の42％が人証後の和解成立、28％が人証前の和解成立ということになりましょうか？

村田 はい。

渡部 先ほどのお話だと、金額ゼロの和解は稀であるということでした。そうすると、一部であろうと全部であろうと勝訴的な和解があり得ると思うのですが、人証しないまでも、大体争点整理だけで3割ぐらいは心証がつかめているということでしょうか？

村田 はい。診療経過と医学的な文献や私的意見書を出していただきますと、それらだけで争点整理ができる事件はかなりあります。実際、文献あるいはガイドラインの基準を併せて考えますと、これは証拠調べ（人証調べ）をしても有責にはなりがたいな、あるいはカルテと医学文献だけでも有責じゃないかなと思うような事件も比較的多くあります。

渡部 鈴木先生のご経験では、争点整理まで終わると、先生の場合は原告側が多いでしょうけれども、大体和解の見通しや勝訴の見通しが立ってくるものなんですか？

鈴木 最近は特に争点整理がほぼ終了間際になると、裁判所から和解勧試がありますので、そのご発言と表情を見て、いけるかどうかを決めます（笑）。われわれは最初から行けるという思い込みで来ていますが、それがそう大きく変わらなければ和解勧試でお願いをしますし、今の段階で判決を書けば請求棄却ですと――証拠調べ前はそうはっきりおっしゃる裁判官は少ないですが、そう言われたら、とことん判決まで行こうかという感じにはなります。

ただ、証拠調べ前の段階の心証としてはこんな感じですというのが、証拠調べをその裁判官がどのようにとらえているのかということとの関係ではっきりすると思うんですね。一般事件における伝統的な裁判官のモデルは、証拠調べというのは儀式であって、あんなところで心証を取るものじゃないという認識があるようですが、医療訴訟も同じだと考えられると、これは随分違うんじゃないかなと思います。裁判官が証拠調べで心証がよりクリアになるか、全然違う方向になるかというのが、どのぐらいぶれ——と言うのは失礼ですけれども、それがわれわれからは見えにくいので、そこが少し不確定要素だと感じます。そこがある程度クリアになれば、証拠調べの見通しもさらに立つので、証拠調べ前の和解のメリット・デメリットがより明確になるとは思うんですけれど。

村田　今の話で裁判所らしく分析的に言わせていただくと、争点整理段階で和解ができるものは、事実関係について争いがない、カルテどおりの記載、あるいは少々違いがあってもあまり大きく影響しないというものであろうと思います。また、必要十分な程度に医学的知見が出されたというような事件は、大体争点整理段階で心証形成ができることが多いと思います。ところが、ある事実、たとえば発熱の有無とかCRPとかWBCとか、これはほとんど争いがないことが多いはずなんですけれども、そのようなバイタルや検査数値等の医学的な情報に争いがある場合、発症していた症状や患者の言動に争いがある場合等、判断の前提となる事実関係に争いがある場合は、証拠調べをしないと心証形成ができませんので証拠調べを行うことになります。

　それから、事実関係には争いがなくても、医学的知見に大きな相違点がある場合や、原告側の意見医と被告側の担当医あるいは意見医との間に当該事象についての医学的評価に大きな差があるというような場合には、これも人証調べをした上で心証形成をするという分類の事件になるかと思います。

渡部　児玉先生、どうぞ、医療側からご意見を。

児玉 この10年で医療界は大きく変化をしてきました。第1部での佐原さんのお話の中で、1999年の広尾病院事件と横浜市立大学の患者取り違えの事件を契機に、医療界はいろいろな取組みを厚生労働省や医師会を中心として進めてきました。とりわけ大きなポイントは2つ、情報化と説明責任です。恐らく、他のどんな分野でも、その2つの点から大きな変化があったと思いますが、1つ目の情報化についてちょっとお話をさせていただきます。私は、大学病院をはじめとした大きな医療機関の代理人を務めることが多いです。昨今、カルテは全文印刷モードで、証拠保全のときであろうが、カルテ開示のときであろうが、分単位の時々刻々の書き込みとすべての修正履歴が表示されます。それを見て診療経過を確認するというのは、かつての文字を読み取ること自体が困難なカルテを前提とした事実認定とは随分違ってきているのではないかと思います。

それから、医学知見については、たとえば私はいつもコンピュータの中に医学書院が出しているDVD版の『今日の診療』のデータベースを20冊分ぐらい、しかもここ数年の推移を全部データとして持っていますが、現在はガイドラインや標準的診療が非常に読みやすい形で、インターネットやデータベースによって極めて容易に入手できるようになっているので、そういうものを前提とした主張・立証が多い。

今日では、病院側は、むしろ裁判になっていつまでも争いを続けるよりは、積極的に説明をしたい、ご理解をいただきたいという強いインセンティブを持っていて、厚生労働省の取組みでも、どうやって医療機関側の説明をご理解いただけるかということに主眼を置いた取組みがたくさん出てきている状況です。

また、実は、証拠保全、内容証明というパターンがここ数年激減しているというのが、私の率直な印象です。カルテ開示を前提として情報を集め、双方がネットやデータベース上で診療のガイドラインを入手した上で、慣れた先生ですとどこが論点になるかを特定されて、きちんと事前に質問状を送ってこられる。その質問状の文書のやりとりで、だんだんとお互いに論点が見えたときに説明会を開催して、訴訟になる前にもう争点整理まで終わっているというよう

な事案が、基本的な大病院の対応スタイルになってきていると思います。

また、病院のほうも、病院の中だけで強く自己主張しているという状況を改善するために、医療界としての自浄作用を強めていく、いわばコンプライアンスの取組みをしている。その1つの象徴的な存在が、病院の中での死亡事例を取り扱う死因究明のモデル事業です。それから、第1部の佐原さんの話にあった、医療安全調査委員会の設置への動きなどがあります。

また、病院団体や病院グループ、あるいは複数の病院を持っている自治体で、内部の調査委員会を設け、適正な医療が行われたかどうかという議論を第三者的に公正に行う仕組みも、10年前とは比べものにならないほど整備されています。それをご存じの、多くの事例を取り扱っておられる患者側の先生方は、まず質問と説明会要求からスタートされるというふうにやり方が変わってきていると思います。

医療機関側も、それに対して木で鼻を括ったような対応をするのではなく、共感と相互理解を目標にして一生懸命努力をしていこうという動きが次々と出てきているということを、お伝えしておきたいと思います。

渡部 再び村田先生にお伺いします。判決率の関係です。平成19年度を見ますと、判決は1027件。認容判決が138件で、棄却が226件。これは全国ベースです。東京地裁の場合は、認容、棄却の割合がどのぐらいになりましょうか？

村田 基本的にどのような事件が和解になじむかということですが、認容筋の事件は和解が成立しやすいと言われています。賠償金額の問題になりますので。そういう前提をまず頭に入れた上で聞いてほしいと思いますが、平成20年度の全部認容と一部認容を含めた認容判決は、184件中10件、5.4％程度です。請求棄却判決は37件ですので20％ぐらいということになります。

渡部 ありがとうございます。判決率は25.4％ですね。

村田 はい。

渡部 そして、先ほどおっしゃったように和解が70％ですから、勝訴的和解だと考えると、75.4％が認容判決と和解を含めた患者側の勝利の部分だと、こう考えてよろしいですか？

村田 基本的にそのように理解していただいてよろしいだろうと思います。

渡部 ちょっとバッファ効果を緩和しましたけれど。そういうことを気遣ってのお話で、5.4％は厳しいんじゃないかと思われたのでしょうが、そういう意味で言えば患者側勝訴が多いということですね。
　鈴木先生にちょっとお伺いしたいのですが、こういう和解率70％の事案で訴訟に至らずに、あるいは勝訴判決もそうですが、東京地裁では、一般的に審理は平均17カ月かかっています。先ほど、証拠調べ前の争点整理手続を経ての和解は約40％とありましたね。そうだとすると、争点整理手続をするかどうかは別として、話し合いで解決できる場合もあるのではないかと思いますが、いかがでしょうか、そのあたりのところは。

鈴木 争点整理であまり裁判所が判決をちらつかせないで和解できる事件を、裁判所に持ってくるなという感じですよね。

村田 はい。ただ判決をちらつかせたことはあまりないと思っているのですが（笑）。

鈴木 さっき児玉先生が言っていましたけれども、ある程度訴え提起前に争点整理ができて、お互いの立ち位置が分かれば、裁判外紛争解決がかなり期待できるということになりますよね？

渡部 はい。

鈴木 あえて言うと、そういう事件をいたずらに裁判所へ持っていく必要はないのではないかと思います。

　ただ、損害額に大きな隔たりが出てくる事件が最近結構目立つような気もしますが、人間の健康・生命の侵害に対する損害賠償法的なとらえ方が、伝統的な逸失利益中心でいいのかという疑問も出てきています。いわゆる差額説が破綻しかかっている分野でもありますので、ここは今後１つの分野になりうるのかなと思っています。責任論について言えば、争点整理がある程度できて、医学的知見もある程度揃って、お互いの主張の相違の幅が非常に狭まっているのであれば、何も裁判所で長期間かけるよりも、ADRでお互いの対話によって解決するということが必要なのではないかと思います。

　冒頭にお話ししました東京三会の提言書の結論になりますが、医療事故紛争の対話による解決の困難な点は２つあります。責任判定が困難であることと、損害額算定が判決を見ても非常にばらつきが大きいこと。この２点を、いかにして裁判によらず、対話によって克服していくのか。責任論に関しては第１部で佐原さんにもお話いただきましたが、院内事故調査やモデル事業、産科医療補償などで原因究明がきちんとなされていて、ある程度前提資料が今まで以上に揃ってきているということと、争点整理でかなり幅が狭まっているということで乗り越えられる場面がかなり出てきている。

　そうなってくると、今度は損害額のばらつきです。いわゆる赤い本（『民事交通事故訴訟　損害賠償額算定基準』上巻・下巻）が使えないような事案が医療事故ではいっぱいある。赤い本に相当するようなものが医療事故で作れるのかどうかという点が、今後の課題になると思います。しかし、初心に帰って、原因究明・再発防止などが賠償額の多寡よりも優先順位の高い要求だということ、そういう理解の下で、われわれに相談に来る患者・家族の場合には、ある程度中途半端な金額になっても、要するに原因究明や再発防止を求めつつ、感情を超えていくことで乗り越えられる可能性もあると思います。

　これから裁判所に求められるのは、人身損害とりわけ医療事故被害に対する損害額の考え方について、判決を積み重ねていって新たな苦心を積み重ねていくという分野もあるのかなという気はします。

渡部　ありがとうございます。ここで訴訟外の手続で皆さんに押さえておいていただきたい制度、医薬品副作用被害救済制度の使い勝手の問題があります。資料14（239頁）に、死亡事例で遺族一時金が約713万円、遺族年金が年額約237万円を10年間支給、傷害等級1級で年額約272万円というようなことが書かれていますが、これについて鈴木先生はどういう利用の仕方をされているのでしょうか？

鈴木　医薬品の有害作用が健康被害を引き起こした場合、私は、全例、医薬品副作用被害救済基金の申請を検討するというのを原則にしています。この制度については、日弁連でもたしかアンケート調査をしたことがあると思うのですが、あまりよく知られていないですね。医薬品副作用被害救済基金の制度を活用しないで訴訟を起こすと、弁護過誤だと私は言っています。

　ただ、医薬品副作用被害救済基金は、第1部で佐原さんも説明されたように適正使用に基づくということなんですね。被害の等級が補償されるものとされないものがあり、適正使用を前提にしているということです。医薬品の使用が医療過誤だった場合、適正使用要件を欠いて使えないと思っている方が結構いらっしゃるんですが、この医薬品副作用被害救済基金の制度趣旨からすれば、ここで言うところの適正使用と厳密な注意義務違反とは異なります。これまでも、ファジーなところは被害者にできる限り有利に運用してきていたんですが、最近、適正使用の基準が非常に厳しくなっているように思います。いくつか裁判所に上がっていって、下級審裁判例の中でも適正使用あるいは因果関係については厳しい、訴訟上の因果関係などを前提にした認定がされるということがあります。しかし、ともかくもこの申請をして支給決定が出るまでには8カ月から10カ月ぐらいかかります。そして最近は不支給事例も増えているので、不支給に対する審査請求とか行訴を行うことにもなります。

　それと並行して医療過誤訴訟ですね。下級審判例の中には、この給付が出たことで損益相殺として損害額から差引控除されるという判決もあります。逆に、訴訟を起こして満額に近い和解金を受け取って、かつ医薬品副作用被害救済基金にその後に申請して認められたという事案もあります。これは独特の見

舞金制度であるというのがQ＆Aの答えになっているので、見舞金を損害額から差し引くとは何事だという法律論もあり得るわけです。損益相殺というのは入ったものを全部差し引かねばならないということではなくて、公平の観念から差し引くことが妥当だというものだけを差し引くということになるので、問題意識がないままに損益相殺する判例もありますが、そうとらえる必要はありません。損益相殺されたとしても、まずは早期被害救済というところで医薬品副作用被害救済基金の申請をするということですね。

　ごく一部ですけれども、この医薬品副作用被害救済基金の申請に協力しないという医療機関があります。適正使用を前提にして申請するのであれば、適正使用でないという、つまり投与したことが注意義務違反にあたるというような主張をしないと約束しろと言ってくる場合があって、私は、これはかなり理不尽なことだと思います。

　厳密に言うと、協力を得なくても請求自体はできます。支給申請書自体は被害者なり遺族が書くものです。また、病状報告書あるいは投薬証明書などが必要になりますが、これに協力しないということですね。医師法で定められた診断書交付義務違反にあたりますが、これには罰則がありません。たとえば、医療集中部に提訴された医療機関が、医薬品副作用被害救済基金の申請に協力しないということを言ったら、裁判長が争点整理の段階で、早期救済の観点から申請に協力すべきではないかと強い勧告をして、協力をしたという事案もありますね。

渡部　ありがとうございます。障害年金は、1級の場合年額272万円とある。これは障害等級1級ですね？

鈴木　傷害等級というのは、労災交通事故のことを念頭に置いていますか？そうであるとすれば違います。これは基本的には障害者年金の障害者認定、福祉のほうの基準に類似するものですので、いわゆる赤本などに載っている14級までのうちの1級2級とは違います。

渡部　終生給付されるのですか？

鈴木　その被害が続く限りということなので、後遺症として固まったものであれば、終生になります。

渡部　ありがとうございます。それから、生物由来製品感染等被害救済制度。これもあまり知られていない制度かと思いますが、利用例を佐原室長ご説明いただけますでしょうか。

佐原　件数で言いますと、平成19年に請求されたものが9件、支給決定されたものが3件です。

渡部　これは具体的にはウイルス感染の原因のものとされていますが、どんなものを想定されているのですか？

佐原　血液製剤によって感染したものなどです。

渡部　それと、現在行われているモデル事業、これは、患者の同意を得て診療機関が申立てを行うのでしょうか？

佐原　そうです。

渡部　医療安全調査委員会設置法案大綱案（資料7〔178頁〕参照）というのは、それからちょっと進化していると先ほどうかがいましたが、遺族側からも求める権利が出てくるところに違いがあるのですか？

佐原　はい、そうですね。モデル事業の場合は、あくまで法令に基づかない任意の事業ですので、まず医療機関の協力がなければ絶対にできない。つまりカルテを出していただくというのは、あくまで任意で出していただくという形に

なります。そこで、ご遺族のほうからの要望としては、「医療機関がOKと言わないと使えない制度ではなく、医療機関が嫌だと言っても調査をしてもらえるような仕組みにしてほしい」という声があって、この大綱案のような、遺族からの求めに応じて調査を開始するという形式になっています。

渡部 それから、医師法の適用除外ですが、医師法21条の改正というのは、要するに、今までの21条の本文に但し書きを付けたということでしょうか？

佐原 そうです。まさにそのとおりです。異常を認めたときは警察に届けるのだけれども、医療事故死については、医療安全調査委員会のほうに届け出た場合には、21条の届出義務は解除されるというものです。

渡部 ありがとうございました。児玉先生、医療機関側がADRに申し立てる場合は、簡単に言うとどんな場合があるでしょうか？

児玉 積極的にADRに申し立てるというところまで踏み切れている医療機関は少ないですが、患者さん、あるいはご家族・ご遺族に向き合って、一生懸命説明をする過程でどうしてもご理解をいただけなければ、第三者的な立場で公平に意見を言ってくださる、そういう中立的な機関がありますよという形で、ご紹介をさせていただく事例があります。

　先般、仲裁委員の先生方にお世話になってまとめていただいた事案ですが、当方としては診療経過を精査しても過失は見出せないものの、年老いたご両親が若い息子さんを亡くしてどうしても言いたい、また聞いてほしいことがある。そういう経過の中で、結局診療報酬の部分は放棄させていただきましたが、言いたいことが言えたというような達成感の中で紛争を解決していく、そういうADRらしいカウンセリング的な機能をきちんと果たした解決も経験させていただきました。

渡部 ここで、会場から1人ご発言をいただきたいと思います。中山ひとみ先

生、お願いいたします。中山先生は東京三会医療関係事件検討協議会のADR検討小委員長です。東京三会の医療ADRの患者側仲裁人また申立人代理人として、東京三会医療ADRの使い勝手等についてご意見をいただきたいと思います。

中山 第二東京弁護士会の中山です。私は、2件のADRの申立ての代理人と2件のあっせん人を経験しました。申立人の代理人となったケースは、いずれも3名体制のあっせん人によるものですが、両方とも和解が成立して、申立人からも非常に感謝をされました。

　1つは、病院の不適切な診断とその後の病院の不適切な対応があったという事例でしたが、これは法的な過失が認められるのは困難なケースであると思っていました。申立人の被害感情は、当初非常に厳しいものがあったのですが、あっせん人が丁寧に申立人の話を聞いてくれたことで、被害感情が相当和らぎ、和解に至りました。

　このケースは2008年6月中旬に申立てをしたのですが、弁護士5名の期日調整をした結果、とにかく期日調整ができたのが申立後4カ月を過ぎた10月でした。いくら何でも4カ月後はないだろうということで、あっせん人の計らいで、あっせん人の事務所で土曜日に開催することが実現し、8月23日の土曜日と8日後の31日の日曜日に開催して、2回で和解が成立しました。内容としては、見舞金レベルの解決金を払うというものでしたが、土・日曜日の開催だった点で、申立人は仕事を休むこともなく期日に出席することができて、非常に迅速な解決ができたことを大変喜んでいらっしゃいました。

　もう1件は手術により後遺症が残ったケースで、本人が直接申立てをした後、私が受任をしました。これは手技ミスが争点になると予想されるものでしたので、医療機関が責任を争うのではないかと予想していたのですが、初回期日に医療機関側から、問題があったことは認識しているので詳しい説明がしたいという申し出があって、その後、申立人の代理人と相手方の代理人、双方の立ち会いの下で病院から病院内で説明を受けました。この説明が実に真摯な説明で、申立人も病院の誠意ある説明を非常に評価しまして、十分に目的が達成

されたということでした。損害額については双方代理人が意見を述べ、あとはあっせん人にお任せするという形で、これは4回の期日で終了しました。申立人からは、本当に気持ちの整理がついたということで大変感謝されました。

あっせん人としてかかわったケースは、鈴木先生のようにはいきませんで、2件とも和解には至りませんでしたが、これもあっせん人が傾聴したということについては、それなりの感謝はされたと思います。なかなかあっせん人としてまとめるのは難しいと感じています。

ただ、申立人代理人の立場から見て、非常に使い勝手のいい制度だと思いますので、この制度がもっともっと発展していくことを望んでおります。以上です。

V　まとめ

渡部　ありがとうございました。それでは、最後にパネラーの方々から一言ずつお願いしたいと思います。佐原室長から一言お願いできますか。

佐原　厚労省の立場から申し上げますと、医療界の取組みはここ10年で、先ほど児玉先生もお話されていたとおり、いろいろ進んできています。その中で、事実関係を医療界自らが明らかにし、患者さんにも真摯に説明していくという取組みは随分改善していると思います。さらに、それをしっかり制度の中にうまく取り入れていくことができるかどうか、これからの大きな課題だと思っています。そうなった後、ADRも含めて弁護士の皆さんとうまく協調し、一緒にやっていける点が多分たくさん出てくると思いますので、ぜひご協力をお願いします。

渡部　ありがとうございます。村田先生、お願いします。

村田　まず裁判所として和解勧試を打ち切るべき場合として、患者側が「医師

の責任をはっきりさせて謝罪させるんだ」というふうに言われているような事件が挙げられます。ADR で謝罪してくれるということがあるかもしれませんが、基本的にはこのような事件は ADR でも難しいかなと思います。また反対に医療機関側が「私のした医療行為に間違いはないんだ。私のした医療行為を非難するなんてけしからん」というような気持ちが強い場合にもやはり和解やADR は難しいであろうと思います。さらに、過度に感情的になって医者が憎いと、白衣を見ただけで非常に腹が立つというような人の場合も難しいであろうと思います。

　他にも、先ほどもありましたけれども、和解勧試が難しいのは、主張を頻繁に変える方ですね。主張が定まらないというだけではなくて、裁判所の方から「先生、これは、証拠関係からみて明らかに成り立たない主張なので、問題にしないということでよいですね」と言っても、「いや、それも問題にします」というような対応をとられる方も、ADR では難しいかなと思います（笑）。

　損害論については、いわゆる赤本をわれわれ裁判官は損害額認定の基本に置いていますけれども、医療訴訟においても交通事故における損害賠償額を前提に作成されている赤本と同じ基準でいいのか、医療訴訟にふさわしい損害額の認定基準を設定すべきではないのかというあたりは、鈴木先生からの問題提起もあって、今後、われわれも考えなければいけないのではないかと思っています。

　そして、少なくとも ADR は医療訴訟の分野でも、他の分野と同様に、今後どんどん活用されていくだろうと思います。そうなると、訴訟あるいは判決・和解と ADR との住み分け、医療事件の住み分け・分布といったものも少し考えていかなければいけなくなるのではないかなと思いました。

渡部　畔柳先生、お願いします。

畔柳　この種のシンポジウムで気を付けていただかないといけないのは、ここにおられる方はどちらかというと東京の方ばかりです。その結果、どうしても東京の発想でものを言ったり物事を処理しようとする傾向があるわけですね。

しかし、裁判所も東京地裁ばかりではなくいろいろな裁判所があって、集中部を作りたくてもできないところ、事件が少なくてその必要性のないところもあります。東京地裁に集中部ができてから、今、裁判官は多分3代目か4代目ぐらいになるのではないですか。

村田　はい。3代目になるかと思います。

畔柳　そういうことで、今の東京でいろいろやっていることが、波紋を描いて全国にいずれは達するだろうと思うのです。ADRの議論も、先ほど成功した例をお聞きすると、もともとこの種の制度の発祥地みたいな愛知県、それから会員数が多くてお金もある東京三会ですね。大阪とか福岡のように実力のある単位会もありますが、全国的には必ずしもそういう状況にはないと思います。いずれにしても相当なスタッフとお金がないとこういうものは動きません。日弁連としても息の長い取組みとして考えていただかないと、こういうものは定着しないので、ぜひ時間をかけて努力をしていただきたいと思います。

　従来から私が批判しているのは、裁判所に調停という制度があるのだから、むしろそこをきちんと充足したほうが、早いのではないかということで、そのための改革案も具体的に提案しています。

渡部　鈴木先生、お願いします。

鈴木　紛争解決について、弁護士と弁護士会がどのような役割を果たすべきなのか。当然のことながら、当事者代理人としての役割がありますが、これからはその役割を果たす中で作り上げてきた技術や考え方などを、公的な仕組みづくりとその運営に役立たせることが大事なのではないかと思います。佐原さんから現状報告がありましたように、モデル事業にしろ、新たな事故調査委員会にしろ、産科医療補償制度の中にも原因分析・再発防止委員会というのはできますので、そういう調査・原因分析に、公的な仕組みの中に参加していくということですね。

薬は1980年から医薬品副作用被害救済制度、2009年1月から産科医療補償がありますが、薬と産科だけでいいのかという問題が出てきています。医療被害というのは、公的な医療システムの中から必然的に生み出されてくる構造的な被害だととらえれば、公的制度で一定割合をきちんと補っていくことが必要だろうと思いますので、こういうものの制度設計をしながら、その制度を運用していく。今は医薬品副作用被害救済制度の中に弁護士は参加していないと思いますが、産科医療補償に関しては弁護士も参加し始めて、準備委員会の段階から運営委員会、各部会などにも参加していますので、こういうところにも役割を果たしていく。

そして、3つ目が裁判外紛争解決・ADRだろうと思います。つまり、当事者代理人を超えて、公的な紛争解決のために弁護士と弁護士会がどのような役割を果たしていくのかが重要だろうと思います。入口は被害者なり、病院・医師から相談を受けたことがきっかけになると思いますが、その先にはやはり公的制度の設計・運用というところまで見定めて、弁護士と弁護士会の役割を果たしていくべきでしょう。

その意味で、最終的には司法・裁判役割論をもう1回再検討していく。幸いにして、東京三会と医療集中部の間では、この7年間ずっと継続的な対話がされてきていますし、そこには医と法の対話というのも組み込まれて始まっています。医と法の対話、法の中でも弁護士と裁判官、そして弁護士の中でも患者側の弁護士と医療側の弁護士、こういう対話が広がっていくことによって、制度設計、その運用を担っていくのは弁護士と弁護士会なんだという認識が必要なのではないか。その入口として、とりわけ若い先生方には個々の医療事件にも、ぜひ取り組んでいただきたいと思います。

渡部 ありがとうございます。児玉先生、最後に簡単にお願いします。

児玉 今日は私にとっても大変いろいろ勉強になる研修でした。この10年、最初の7年は医療不信という文字を見ない日がないほどでしたし、この3年はご存じのとおり、医療崩壊という言葉が大きくクローズアップされています。

裁判所の審理も進化し、また周辺の諸制度も充実していく中で、医療界も自浄作用と説明責任に目覚めて大きく変化しようとしています。紛争解決から医師と患者の間の相互理解の場として、ADRがますます発展していくことを医療界も期待しているということを、先生方にお伝えしたいと思っております。

渡部 長い間、パネラーの先生ありがとうございました。会場の皆さま、ご静聴大変ありがとうございました。

第3部

東京三弁護士会医療関係事件検討協議会

―医療ADR:東京三会モデルの現状と展望―

○参加者　**西内　　岳**（弁護士・三会仲裁センター連絡協議会・三会医療関係事件検討協議会合同医療ADR検証プロジェクトチーム委員長）

　　　　　渡部　　晃（弁護士・日弁連ADRセンター委員長）

　　　　　中山ひとみ（弁護士）

　　　　　児玉　安司（弁護士）

　　　　　松井　菜採（弁護士・三会医療ADR小委員会副委員長）

○司　会　**大森　夏織**（弁護士）

　　　　　木ノ元直樹（弁護士）

　　　　　由岐　和広（弁護士・東京弁護士会副会長〔2010年当時〕）

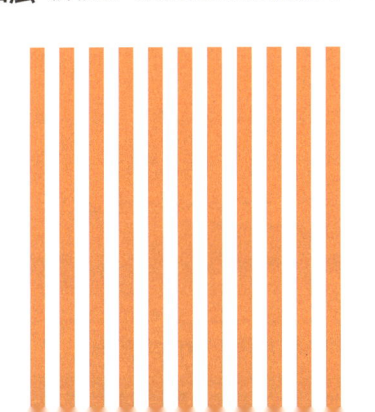

[本シンポジウムは2010年2月3日に開催されました。]

I　はじめに

大森　東京三弁護士会医療関係事件検討協議会シンポジウム、「医療ADR―東京三会モデルの現状と展望」を行いたいと思います。私は、本日司会を務めさせていただきます、東京弁護士会の大森夏織と申します。よろしくお願いいたします。

木ノ元　私は第一東京弁護士会の木ノ元直樹と申します。よろしくお願いいたします。

大森　では、まずはじめに、東京弁護士会副会長の由岐和広先生から開会のごあいさつをお願いいたします。

由岐　本日はお忙しい中ご参加いただきまして、本当にありがとうございます。医療ADRは法曹界のみならず、医療の世界でも非常に関心が高いと伺っています。ぜひ本日のシンポジウムが、今後のADRにとって、あるいは法曹界や医療の世界にとって有益なものとなるよう祈念しまして、開会のあいさつに代えさせていただきたいと思います。本日はよりよいシンポジウムとなるよう期待していますので、ぜひご協力のほどお願い申し上げます。

II　東京三会医療ADR

1　はじめに

大森　由岐先生、ありがとうございました。では、基調報告に入らせていただきます。まず、三会仲裁センター連絡協議会・三会医療関係事件検討協議会合同医療ADR検証プロジェクトチームの委員長をされています、第一東京弁護

士会の西内岳先生、お願いいたします。

西内 ご紹介いただきました西内です。私からは東京三会医療 ADR のご紹介をさせていただきます。ただ、これから私がご説明することは、多分に私見にわたる部分が多いことをあらかじめご了承いただきたいと思います。

ADR というのは、ご存じのとおり裁判外の紛争解決手続をいい、いわゆる ADR 基本（促進）法（以下、「ADR 法」という）の 1 条に定義規定があり、訴訟手続によらずに民事上の紛争を解決しようとする紛争の当事者のため、公正な第三者が関与して、その解決を図る手続と定義されています。この ADR 法、正確にいえば裁判外紛争解決手続の利用の促進に関する法律が、2007 年 4 月 1 日から施行されています。ADR というのは、訴訟・法的手続と当事者間の直接交渉の中間に位置付けられ、公正・中立な第三者が関与した当事者間の合意に基づく解決手続（方法）と考えられると思います。その基本理念については、同法 3 条 1 項に規定があります。簡単にいえば、法律適合性、自主性、公正性、適正性、専門性、柔軟性、迅速性ということがうたわれています。

もちろん東京弁護士会の紛争解決センター、それから一弁・二弁の仲裁センターは、いずれも 2007 年 4 月の ADR 法施行以前から開設され実施されているものであって、ADR 法に基づいて設置されたものではありませんが、基本的な理念としては重なる部分が多いのではないかと考えられます。異論もあるかもしれませんが、そういうことで今日はお話をさせていただきます。

2　ADR のモデル類型

次に ADR のモデル類型につき、分かりやすくするために純粋型のモデル論という形でご説明いたします。1 つは、対話あるいは自律型モデルといわれるものです。訴訟や法とは別に、当事者の自主・自律的な問題解決を促進する独自のものと考えられています。法的解決には必ずしもこだわらず、むしろ訴訟では実現できない当事者の多様な要望への対応を志向することにより、当事者の合意による解決を図るモデル論といわれています。

それに対比されているのが、もう 1 つの裁断あるいは訴訟補完型のモデルで

す。これは訴訟を紛争解決システムの基本制度として位置付け、ADRはそれを補完・補充するという位置付けで考えているようです。したがって、訴訟による解決に近似する形で、これを簡略化した手続による当事者の合意による解決を志向するモデルとされています。ただ、実際のADRは、おそらくこの中間型のものが多いと思います。現在、そういう中間型に位置した多種多様なモデルのADR機関が多数設置されることが期待されているという状況です。

ただ、このモデル論は、いずれのモデルを基本としてADR機関の制度設計をするのかという点において有意義なものと考えられることから、やはり認識しておく必要と価値があると思われます。それは、手続、審理の進め方、あるいは解決内容のあり方にも影響を及ぼす可能性があることから、このモデル類型を純粋型で示し、各モデル類型をきちんと認識しておくことは有意義だろうと思われますので、ご紹介させていただきました。

3　医学（医療）的知見の導入の問題

次に、特に「医療」ADRについていうと、医学（医療）的および法律的適合性の問題があるかと思います。今いったモデル類型にも関係してくるものと考えられます。まず「医学（医療）的適合性」の問題として、医学（医療）的知見の導入の問題についてお話いたします。具体的にいいますと、まず1つ目ですが、医学（医療）的知見の導入の要否と、導入するとした場合にどの程度（範囲）導入を図るのかということです。そして2つ目としては、どのレベルの医療水準の知見を導入するのか、さらに3つ目として、その導入した知見の合理性・妥当性の評価をどのようにして行うのか、誰がどのような手続で評価していくのか、その公正性をどうやって担保していくのかといった点が問題（「適正性」の問題）となるかと思われます。

これが訴訟ですと、当然ながら、当事者からの弾劾の手続・機会が保障されているわけですが、ADRには証拠調べ手続がありません。この点がまさにADRの特性・特質の1つとなるわけです。ですから、内容としての「適正性」と、それをチェックするための手続保障をどのようにして担保していくのかという点（手続としての「公正性」）の検討と制度設計が求められ、それは最終的

には解決を求める紛争の両当事者の納得性と説得性、ひいては合意の正当性の問題につながっていくものと考えられます。ADRにおける解決の正当性の根拠は、最終的には両当事者の「合意」に求められ、そしてその合意は、手続と解決内容の公正性・適正性と密接な関係を有するものと考えられます。

　それから、医学（医療）的知見を導入するとした場合、その実現可能性と経済的な負担の問題もあります。しかるべきレベルの医療水準に合致した医学的知見を導入するとすれば、やはりそのレベルの医師はとても多忙であり、そういう医師に、たとえば、裁判上の鑑定と同じように診療録をはじめとする診療情報に関する資料を読み込んでいただき、単なる「総論としての一般的な医学知識」に留まらず、「その症例に即した各論としての具体的な医学（医療）的見解・意見」を述べてもらうことが、時間的・労力的に実現可能なのか。そして、それが実現可能だとして、しかるべき対価の支払いを伴うこととなりますが、その経済的負担の問題も出てくる。このように、医学（医療）的知見の導入を図るとした場合に検討しクリアすべき問題が沢山あると思われます。

4　「法律的適合性」確保の問題

　次の2つ目ですが、「法律的適合性」確保の問題があります。1つは、弁護士などの法律家をあっせん人とするか否かということです。さらには、医療訴訟や医事紛争の解決に関する経験的・専門的知見までをもあっせん人に求めるのか否かという問題もあります。医療訴訟・医事紛争の解決に関する経験的・専門的知見は、いうまでもなく、医療訴訟・紛争における責任判断と損害判断についての判断基準や枠組み、さらに損害評価の前提となる事実や専門的な経験則をどのように評価すべきであるかという各種の知見を意味しています。

　そして、以上の「医学（医療）的知見の導入の要否や適正性の問題」と「法律的適正性の確保の問題」は、いずれも当事者が自己の求める解決内容についてその医学（医療）的適合（正）性や法律的適合（正）性、つまり医学（医療）的および法的に評価した合理的な解決を求めるのか、どの程度のレベルまでそれを求めるのか、そこに至る「諸手続の公正性」を求めるのかといった点、他方では、実現可能性やそのためのコスト負担の可否はどうなのかという様々な

ファクターがあり、そのような様々なファクターの相関関係とバランスの中で、それぞれの医療 ADR 機関の制度設計がされていくことになると考えられます。そして、そのような文脈においていろいろなモデルの ADR 機関の設立が期待されている状況にあるものと理解しております。

5 「いわゆる東京三会方式」とは

次に、「東京三会医療 ADR」のうちの「いわゆる東京三会方式」をご紹介させていただきます。東京三会医療 ADR は 2007 年 9 月から開始されています。東弁の紛争解決センター、一弁・二弁の仲裁センターの中に医療 ADR 部門を設けています。そして、そのうちの「いわゆる東京三会方式」の特徴としては、基本的に 3 名のあっせん人が関わります。患者側の立場で経験豊富なあっせん人が 1 名、医療側の立場で経験豊富なあっせん人が 1 名、それら以外のあっせん人、つまり医療 ADR は 2007 年にスタートしましたが、その医療 ADR スタート以前から紛争解決センター・仲裁センターに登録されているあっせん人という意味です。その 3 名体制のあっせん人が、いずれも中立・公正な第三者として関与していくことを、東京三会方式の最大の特徴としています（なお、二弁においては前二者のあっせん人による 2 名体制も実施しており、これも東京三会方式の 1 つとして考えております）。

もう少し具体的に説明しますと、患者側の立場の経験豊富なあっせん人は、患者に対する視点とともに、他方では医療側に対する視点も持っています。医療側の立場の経験豊富なあっせん人も同じく医療側・医師に対する視点とともに、他方では患者側に対する視点も有しており、各あっせん人ともに基点を異にしながら複数・複線的な視点を持っているわけです。

それら以外のもう 1 名のあっせん人は、もう少し距離を置いた大所高所からの視点を有しており、これら合わせて 5 つの視点を交錯させる（交叉光線を当てる）とともに、それぞれの立場からのそれまでの紛争解決の豊富な経験から得た専門的な知識やノウハウを融合させます。そして、各々が中立・公正な立場の第三者として関与していくことによって、紛争の各当事者間における対話と、それに基づく相互理解の促進や解決方法の模索の調整役を務めるというス

キームを基本的な制度設計としています。このあたりについては、「Ⅴ　事例紹介」のところで、もう少し詳しく児玉先生の観点からご紹介がありますので、そちらにお願いしたいと思います。

　ただ、事案の内容や当事者の希望その他の状況によっては、あっせん人1名あるいは2名体制も適宜選択できるようにしています。ただし、2名体制は東弁と二弁がとっているものです。おおまかにいえば、「東京三会医療ADR」としては1名・2名・3名体制で関与できる体制をとっており、このうち先ほどご説明しました3名体制（2名体制も適宜含みます）をいわゆる「東京三会方式」と呼称しています。

6　話し合いの過程

　次に、ADRにおける話し合いの過程ですが、まずは当事者の話し合い（対話）や説明による相互理解の促進を図ることが大切であると考えており、これを「第1ステップ」と位置付けています。その相互理解の促進によって当事者間において解決に向けた機運が醸成されてくれば、「第2ステップ」に移行して、解決方法の模索と促進というレベルに入っていくという進め方を考えています。したがって、あっせん人は、第1ステップおよび第2ステップの各段階における相互理解と問題解決の促進を図る調整役と考えております。

　2007年11月号の『自由と正義』に載った東京三会医療ADRの広告記事があります。まず特徴としては、繰り返しになりますが、医療紛争を数多く扱う患者側経験者15名、医療側経験者15名の中から仲裁人候補者ないし仲裁人が各1名ずつと、そしてそれ以前から関わっていらっしゃる仲裁人の方1名の合計3名（2名体制においては前二者）が、仲裁人という中立・公正な第三者の立場で関与していくことによって、スムーズな話し合いと問題解決の促進を図るというのが東京三会方式の基本的な考え方です。

　ただ、ご注意いただきたい点は、患者側で経験豊富なあっせん人、医療側で経験豊富なあっせん人2名についてですが、この新たな2名の仲裁人（あっせん人といってもいいのですが）は、あくまで中立・公正な第三者としての立場から仲裁人として関与するものであるという点です。

したがって、たとえばあっせん人経験者などから話を聞くことがありますが、申立人や相手方、さらにはそれらの代理人の中には、患者側の仲裁人は患者側の代理人的な立場で患者側の立場に立って代弁してくれるものであり、医療側の仲裁人は同じく医療側の代理人的な立場で医療側の立場に立って代弁してくれるものと勘違いされておられる方もあるようです。この点は東京三会方式の一番のポイントとなる点であり、あくまで患者側で経験豊富、医療側で経験豊富なそれぞれのあっせん人が、それぞれの医療訴訟・医事紛争の解決の豊富な経験的・専門的な知見を活かして、公正で中立な立場から紛争解決の調整にあたるという点につき、くれぐれもご注意ください。この点については、われわれとしましても、たとえば仲裁人名簿の表示の仕方を変えるなどの工夫・改善を今後の検討課題の1つとして考えたいと思っております。
　それから具体的な進行についてご説明しますと、過失とか因果関係といった法的観点のみに絞り、他の事実は切り捨てるということは行いません。法的な問題や争点に限らず、当事者の意向を幅広く取り上げていき、そのことによって対話と相互理解の促進を図りながら、かつ柔軟な解決を目指すことを東京三会方式の基本型としています。そうすることにより、当事者の話し合いや説明、相互理解を促進したいと考えています。

7　これからの展望

　東京三会方式は2007年9月からスタートしていますが、ある程度の事例が蓄積されましたので、東京三会仲裁センター連絡協議会と東京三会医療関係事件検討協議会の両者で検証プロジェクトチームを設置し、今後の検討課題を摘出し、さらなる展望を試みるべく、この段階での検証作業を現在行っているところです。この後、松井先生から、その中間報告があります。
　最後に、医療ADRの今後の展望ですが、医療ADRの目的はあくまで「紛争の解決」にあるわけですから、そのための今後の展望という観点からお話をさせていただきます。いうまでもないことですが、1つの医療ADR機関がすべてのタイプの事案や事例の解決、さらには当事者のすべてのニーズを満たすことは難しく、自ら限界があります。そのような文脈において、多種多様な制度

設計のADR機関の設立が期待されていることは先ほど申し上げたとおりです。したがって、現在、全国においていろいろな医療ADR機関が設立されてきていますが、今後は、そういう多様なADR機関相互の棲み分け、つまり事案の内容と当事者のニーズによって、どの医療ADR機関に申し立てるのかについての選択の可能性を広げていくことが期待されていると考えられます。

たとえば、患者側と医師・医療機関側のコミュニケーション不足に起因する紛争は対話型のADR機関、対話によっても解決困難な紛争は裁断型のADR機関への申立てという選択もあると思われます。様々なタイプのADR機関が立ち上がってくれば、当事者が自己のニーズに合わせて選択できるようにするための、ADR機関相互の情報交換を行うことも必要になると思います。

もう1つは民事訴訟とADRの棲み分けが当然必要になってきます。これも当然、事案の内容と当事者のニーズによって、最もふさわしい紛争解決のための手続を選んでいただくことになると思います。民事訴訟は、平たくいえば、証拠によって白黒を付ける解決システムであり、そのための証拠調べ（手続）、厳格な証明の手続が行われ、証明の対象は事実とその認定のために必要とされる専門的経験則、つまり医療訴訟においては医学的知見も厳格な証明の対象になるわけです。ですから、その必要性の有無ということが選択の1つのポイントになるものと思います。

たとえば、交渉を行ったが過失などの責任論あるいは損害論の前提となる事実などについて深刻な争いがあるケースは民事訴訟、それ以外のケースについては、まずはADRにトライしてみるのも1つの選択可能な方法となり、ADRという新しいメニューが増えたと考えています。私からの報告は以上です。

［注記］
　　本シンポジウムの後、上記の検証報告書が完成し、これを受けて、より手続の透明性と中立性、公正性を担保するため、下記のとおり手続の一部を改め、平成23年6月からすでに実施されていることを付記します。

記

　　手続の進行にあたっては、まず、両当事者の「対話の促進とそれによる相互理解」に向けて、話し合いの交通整理をします（Step 1）。これにより、両当事者

に解決に向けた機運が生まれれば、両当事者の了解のもとに、「具体的な解決に向けた合意形成のための調整」を行います（Step 2）。

大森 西内先生、ありがとうございました。続きまして、医療 ADR のアンケート結果の中間報告を、三会医療 ADR 小委員会副委員長、東京弁護士会の松井菜採先生にお願いしたいと思います。

Ⅲ 医療 ADR のアンケート結果の中間報告

1 はじめに

松井 弁護士の松井です。よろしくお願いします。

さて、2009 年度の東京三会医療協議会と三会の仲裁センター、紛争解決センターが合同して、医療 ADR に関して調査を行いました。調査は大きく分けて 2 つ行っています。1 つは、これまで申し立てられた事件について統計の結果を出すということです。制度発足が 2007 年 9 月ですので、2007 年 9 月から 2009 年 4 月末までの申立件数・応諾率等を明らかにしました。

もう 1 つは、当事者代理弁護士と ADR を担当したあっせん人に対するアンケート調査を行いました。代理人を付けていない本人については、調査の対象としていません。代理人・あっせん人に対するアンケートについては、制度発足から 2009 年 4 月末までに終了した事件を対象としています。

2 統計結果

まず、統計結果についてご説明します。制度発足から 1 年 7 カ月間に申立てのあった件数は 72 件でした（図表 1 参照）。各弁護士会別の内訳は東弁が 41 件、一弁が 9 件、二弁が 22 件と、各弁護士会によって申立件数にばらつきがあります。ほとんどが患者側からの申立てで、医療側からの申立ては 3 件でした。

72 件のうち 64 件であっせん人が選任されています（図表 2 参照）。もともと不応諾のあった事件等に関しては、あっせん人が選任されないで終了した事件

図表1　申立件数と応諾・不応諾件数

	申立件数	申立人		応諾・不応諾			終了	継続中
		患者側	医療側	応諾	不応諾	回答待ち		
東弁	41	40	1	24	17	0	35	6
一弁	9	7	2	7	2	0	8	1
二弁	22	22	0	14	6	2	15	7
合計	72 (100%)	69 (95.8%)	3 (4.2%)	45 (64.3%)	25 (35.7%)	2	58	14

図表2　あっせん人の人数別集計

	3名体制	2名体制	1名体制	選任なし	合計
東弁	18	―	23	0	41
一弁	4	―	4	1	9
二弁	5	7	3	7	22
合計	27	7	30	8	72
	34				

　もあります。複数体制が34件、1名体制が30件でした。複数体制というのは、先ほど西内先生からご紹介がありました原則型の3名体制、それから二弁で行われている2名体制の仲裁あっせんです。2名体制の場合は、必ず患者側で経験のある弁護士1名と、医療側で経験のある弁護士1名が入っています。

　三会医療ADRの特徴としては、医療事件を専門とする弁護士が患者側から1名、医療側から1名入るということを特徴としてうたっていますけれども、その特徴を持った複数体制の事件は、医療ADR全体の中では半分強ということになります。

　相手方が応諾した事件は45件、応諾率は64.3%ということになります（図表1、3参照）。複数体制と1名体制を比較すると、応諾率は、少し複数体制の方が高くなっています。それから、最終的に和解に至った事件は、全終了事件のうち32.8%、19件です（図表4参照）。応諾事件に対する割合は55.9%ということで、約半分になります。和解率に関しても、複数体制と1名体制では複数体制の方が高くなっています。

図表3　体制別の応諾・不応諾件数

	3名体制(27件)		2名体制(7件)		1名体制(30件)		選任せず	回答待ち	合計
	応諾	不応諾	応諾	不応諾	応諾	不応諾	不応諾		
東弁	14	4	—	—	10	13	0	0	41
一弁	4	0	—	—	3	1	1	0	9
二弁	5	0	7	0	2	1(*)	5	2	22
合計	23	4	7	0	15	15	6	3	72

複数体制(34件)	
応諾	不応諾
30	4

＊　二弁の1名体制の不応諾1件は、相手方4名の事案で、うち2名応諾・2名不応諾であり最終的に取下で終了した事案である。

図表4　終了応諾事件の終了事由

	3名体制(17件)			2名体制(3件)			1名体制(14件)			応諾終了計(34件)
	和解	不成立	取下	和解	不成立	取下	和解	不成立	取下	
東弁	5	2	2	—	—	—	4	4	2	19
一弁	2	1	0	—	—	—	1	1	1	6
二弁	4	1	0	2	0	1	1	0	0	9
合計	11	4	2	2	0	1	6	5	3	34

複数体制(20件)		
和解	不成立	取下
13	4	3

　医療ADRのうち、代理人選任率は、申立人については52.6％、相手方については56.9％で、どちらも半分強の事件に関しては代理人弁護士が付いています。複数体制と1名体制を比較すると、複数体制では代理人弁護士が付いている割合が高くなっています。特に相手方代理人に関しては高くなっています（図表5参照）。

　平均期間に関しては、相手方が応諾した事件の申立てから事件終了までの平均期間は162.5日になります。この点については、複数体制と1名体制で平均期間に大きな差があり、複数体制では200日を超えるのに対して1名体制では

107日で、複数体制では1.8倍の時間がかかっています（図表6参照）。

平均期日は3回です。複数体制では3.4回で、1名体制では2.5回と、ここでも複数体制の方が回数が多くなっています。なぜ多くなっているのかというと、和解事件に関しては複数体制3.3回、1名体制3.5回と、そう変わらないのですが、不成立事案では複数体制では4回、つまり応諾してADRで話し合いが行われ、しかし和解は成立しなかったという事例で、複数体制は4回行わ

図表5-1　複数体制における代理人弁護士の有無

		複数体制(34件)							
		申立人		相手方		双方あり	申立人のみ	相手方のみ	双方なし
		有	無	有	無				
東弁		12	6	14	4	10	2	4	2
一弁		3	1	4	0	3	0	1	0
二弁	3名	3	2	4	1	3	0	1	1
	2名	4	3	6	1	4	0	2	1
合計		22 (64.7%)	12 (35.3%)	28 (82.4%)	6 (17.6%)	20 (58.8%)	2 (5.9%)	8 (23.5%)	4 (11.8%)

図表5-2　1名体制における代理人弁護士の有無

	1名体制(30件)							
	申立人		相手方		双方あり	申立人のみ	相手方のみ	双方なし
	有	無	有	無				
東弁	6	17	9	14	4	3	4	12
一弁	1	3	2	2	1	0	1	2
二弁	2	1	2	1	2	0	0	1
合計	9 (30%)	21 (70%)	13 (43.3%)	17 (56.7%)	7 (23.3%)	3 (10%)	5 (16.7%)	15 (50%)

図表6　申立から終了までの平均期間

	全終了事件	応諾	和解	不成立	応諾取下	不応諾
複数体制	178.8日	201.1日	167.9日	234.3日	300.3日	67.8日
1名体制	79.5日	107.5日	101.7日	83.4日	159.3日	51.5日

れているのに対して、1名体制は1.6回ということで、ここで大きな差になっているというわけです。

ここまでの全体的な統計のデータで、医療ADRの平均像をおおまかに説明するとすれば、こういう感じになるかと思います。申立てをすると、6割強の事件については相手方が応諾して、ADRでとりあえずは話し合いのテーブルに載って始まる。そのうち和解に至るのは、だいたい5割強である。

応諾率・和解率に関しては、複数体制の事件のほうがより高い傾向にあります。ただ、代理人弁護士が付いていると複数体制を選ぶ傾向にあるので、複数体制の応諾率・和解率が高いのは、代理人弁護士の存在が影響しているのかもしれません。また、個別事情に関しては、統計では分かりません。平均期間・平均回数に関しては、複数体制であれば6〜7カ月で、1名体制であれば3〜4カ月で解決しています。期日回数はどちらもだいたい3〜4回。これが医療ADRの現時点の平均像だと思います。

3 アンケート調査結果

次に、当事者代理人・あっせん人のアンケート調査結果から、どういう運用実態が見られたかに関してご説明をします。

まず最初に、本制度をどういう理由で利用したのかについて、当事者代理人にアンケートをしました（図表7参照）。「二当事者間での紛争解決が困難」という理由が最も多いです。次いで「短時間での紛争解決が期待できる」、「訴訟にしたくなかった」との理由もあります。あっせん人が複数体制の事件に関しては、「仲裁あっせん人に医療事件専門弁護士がいる」とか、「仲裁あっせん人に患者側弁護士と医療側弁護士の双方がいる」という回答も見られます。

次に、申立事件の争点は何だったのかということに関しては、当事者代理人とあっせん人の双方にアンケートをしました（図表8参照）。複数体制・1名体制とも、最も多いのが「過失」で、次いで多いのが「損害金額」でした。

過失が争点であっても和解が成立した事案もあります（図表9参照）。それと、複数体制では1名体制よりも「医師の謝罪」が争点であったととらえている回答が多くありました。これは当事者代理人アンケートでも、あっせん人の

図表7　ADRを利用した理由（複数回答可）

	未選任	1名体制			複数体制			総合計
	患者	患者	医療	合計	患者	医療	合計	
二当事者間での紛争解決が困難	1	4	3	7	6	5	11	19
訴訟にしたくなかった	1	2	0	2	6	1	7	10
過失について争いがなかった	0	1	0	1	1	4	5	6
損害金額が少なかった	1	1	0	1	3	0	3	5
短期間での解決が期待できる	1	4	0	4	3	3	6	11
仲裁あっせん人に医療事件専門弁護士がいる	0	0	1	1	2	5	7	8
仲裁あっせん人に患者側弁護士と医療側弁護士の双方がいる	1	0	0	0	5	4	9	10
金銭の支払い以外のものを求めていた	1	0	0	0	4	1	5	6
その他・ご意見	1	1	3	4	2	2	4	9
無回答	0	0	1	1	1	1	2	3

図表8　申立事件の争点（複数回答可）

	未選任	1名体制			複数体制			総合計
	患者	患者	医療	合計	患者	医療	合計	
過失	3	3	4	7	7	5	12	22
因果関係	1	1	1	2	3	2	5	8
損害金額	2	2	1	3	5	7	12	17
医の説明・対応	1	2	2	4	5	3	8	13
医の謝罪	0	0	0	0	3	2	5	5
その他	0	1	1	2	1	0	1	3
無回答	0	0	1	1	1	1	2	3

図表9　図表8で「過失」と回答した22通の終了事由内訳

	未選任	1名体制	複数体制	合計
和解成立	0	2	7	9
応諾→取下	0	1	1	2
不成立	0	2	3	5
不応諾	3	2	1	6

図表10　応諾のための工夫・努力について

	1名体制		複数体制		合計
	不応諾	応諾	不応諾	応諾	
特に行わなかった	6	7	3	26	42
行った	0	1	4	6	11
無回答	0	0	0	0	0

＊　なお、二弁では、申立てから相手方応諾までの手続は、仲裁・和解あっせん担当者ではなく手続管理者が担当することから、本質問に対する回答を求めなかった。有効回答数は、東弁および一弁の53通（不応諾13通、応諾40通）である。

アンケートでも同様の結果になりました。

次に進行手続についてです。まず応諾に際して、あっせん人は申立てがあったときに相手方が応諾するように工夫や努力をしているかどうかについては、8割方のあっせん人は残念ながら特に何も行っていないということでした（図表10参照）。

結果として応諾される事案に関しては、努力をしなくても構いませんが、問題となりうるのは、不応諾になったケースでも、特に応諾のための工夫や努力を行わなかったという回答が見られたことです。応諾の理由によりケース・バイ・ケースだとは思いますが、あっせん人から相手方に応諾するよう努力した結果、応諾するという事案はありうると思いますので、そのようなものをどうするかに関しては、今後、検討すべき点があるのではないかと、私なりに思っています。

それから、どういう資料や証拠がADRの場に提出されているのかに関しては、8割方の事案で何らかの資料は提出されています（図表11参照）。カルテが提出されている事案は半分くらいです。領収書、医学文献等を提出している事案は、それほど多くはありません。ADRは訴訟に比べて、かなり軽装備といえるのではないかと思います。もちろん不足があれば、あっせん人から資料の提出を促すケースもあります（図表12参照）。

それから、争点整理や争点の確認を行ったか否かという質問に対しては、およそ4分の3のあっせん人は争点整理や争点の確認を「行った」と回答してい

図表11　ADRの場に提出された証拠・資料

	1名体制		複数体制		合計
	不応諾	応諾	不応諾	応諾	
提出されなかった	2	0	2	10	14
以下のものが、提出された	1	9	0	39	49
診断書、入院説明書等（患者の手許にある医療記録）	0	8	0	26	34
レセプト	0	0	0	4	4
カルテ一式（医療記録に開示請求をしなければ入手できないもの）	1	7	0	23	31
領収書	0	4	0	4	8
医学文献	0	1	0	8	9
その他	0	5	0	12	17
無回答	4	0	5	2	11

図表12　あっせん人から証拠・資料の提出を促したか否か

	1名体制		複数体制		合計
	不応諾	応諾	不応諾	応諾	
促すことはなかった	1	5	1	33	40
促した	1	4	0	18	23
無回答	5	0	6	0	11

図表13　あっせん人が争点の整理・確認を行ったか否か

	1名体制		複数体制		合計
	不応諾	応諾	不応諾	応諾	
行った	1	9	0	38	48
行わなかった	1	0	1	13	15
その他	0	0	0	2	2
無回答	5	0	6	0	11

*　複数回答者2名あり（複数体制・応諾）

図表14　あっせん人による判定・意見の有無

	1名体制		複数体制		合計
	不応諾	応諾	不応諾	応諾	
述べなかった	0	4	0	25	29
以下のものについて、判定ないし意見を述べた	1	5	0	25	31
責任原因・有無	1	4	0	9	14
損害金額	0	3	0	22	25
その他	0	4	0	3	7
無回答	6	0	7	1	14

ますが（図表13参照）、ほとんどが口頭による確認で、書面によるものは2件だけでした。

　解決にあたって、あっせん人から責任や損害について、判定をしたり、意見を述べたり、裁断のようなことをしたかという質問に関しては、「意見を述べた」という回答と「述べなかった」という回答がだいたい半々になっています（図表14参照）。

　判定・意見を述べた内容として最も多いのは「損害金額」で、次に「責任原因・有無」という順序になっています。その他の回答の中にも、「解決金額について意見を述べた」という回答が複数ありました。この回答を加えると、あっせん人から判定や意見を述べる内容としては、金額に関するものが最も多く、責任の有無よりも金額に関する意見が多いということになります。それから、金銭以外で留意した解決内容があったかどうかに関しては、「あった」が4割くらい。留意した内容としては、「説明」、「コミュニケーション」、「謝罪」が挙げられています。

　以上のような仲裁人による進行手続に関して、当事者からどういう評価を受けているのかに関して、当事者代理人にアンケートを行ったところ、およそ85％の当事者代理人から「適切」、あるいは「おおむね適切」という評価をいただきました（図表15参照）。しかし、「適切ではなかった」という回答、中立性に関する問題点を指摘した回答もあったので、今後、注意していくべき点かと思っています。また、依頼者の満足度に関しては、およそ65％の方から

図表15　あっせん人の対応・進行方法の適否

	未選任	1名体制			複数体制			総合計
	患者	患者	医療	合計	患者	医療	合計	
適切であった	1	2	3	5	8	8	16	22
おおむね適切であった	0	2	1	3	1	3	4	7
適切ではなかった	0	0	2	2	2	1	3	5
その他・ご意見	1	0	0	0	2	1	3	4
無回答	2	1	1	2	2	1	3	7

＊　「適切」2名、「おおむね適切」2名が、「その他・ご意見」に重複回答している。

満足・大変満足という回答をいただいています。

　それから和解の成立に至った理由、あるいは不成立となった理由に関しても、あっせん人と当事者代理人の弁護士、双方にアンケートをしました。

　自由記載欄にしたので、様々な回答がありましたが、和解の成立に至った理由として、あっせん人から主に3点が挙げられていました。1つは申立人の納得や感情の整理ができたこと、2つ目は相手方の解決の意欲、3つ目として代理人弁護士による解決の努力や依頼者への説得です。当事者の代理人からは2点。1点は第三者が入って相互の理解を得られた、もう1点はあっせん人による合理的な説得があったということです。

　あっせん人と当事者の代理人、双方の回答を総合すると、当事者相互の納得と解決の意欲が重要だということと、あっせん人、代理人を問わず、関与する弁護士の働きが重要であると思われます。逆に不成立となった理由として、双方のアンケートに共通して挙げられていた要素は、責任論に関する対立が大きすぎる事案、もう1つは申立人の気質やキャラクターに問題があったのではないかという指摘が挙げられていました。

　以上、進行手続から和解成立・不成立の理由まで説明をしてきましたが、あっせん人が複数体制であるか、あるいは1名体制であるかによって、アンケート回答に目立った違いはありませんでした。アンケートを見る限り、どちらも同じように行われているのではないかという回答となっていました。

　大きく差が出たのが、第三者医師による助言の必要性のところです。これは

図表 16　第三者医師の助言の必要性の有無（当事者代理人）

	未選任	1 名体制			複数体制			総合計
		患者	医療	合計	患者	医療	合計	
不要だった	0	1	4	5	9	11	20	25
必要を感じた	0	3	1	4	2	1	3	7
無回答	3	1	2	3	2	1	3	9

図表 17　第三者医師の助言の必要性の有無（あっせん人）

	1 名体制		複数体制		合計
	不応諾	応諾	不応諾	応諾	
不要だった	0	5	0	48	53
必要性を感じた	1	3	0	2	6
無回答	6	1	7	1	15

　当事者代理人とあっせん人の双方にアンケートを実施しています。第三者医師の助言が必要だったという意見は、当事者代理人からは 32 名のうち 7 名（図表 16 参照）、あっせん人では 59 名のうち 6 名（図表 17 参照）で、むしろ少数派でした。当事者代理人の 4 分の 3 強、8 割弱ぐらい、あっせん人は 9 割方が第三者医師の助言の必要性を感じなかったという意見が出ています。

　複数体制と 1 名体制を比較すると、明らかな差が出ていまして、複数体制では当事者代理人は不要が 20 件、必要が 3 件ということで、必要性を感じなかった代理人が多数でした。これに対して 1 名体制だと不要という回答が 5 件、必要が 4 件と、5 件と 4 件ということで、だいたい半々でかなり接近しているという回答になっています。

　それから、あっせん人は、複数体制では不要が 48 件、必要が 2 件で、ほとんどが不要だったという回答になっているのに対し、1 名体制では不要が 5 件、必要が 3 件と、不要がちょっと多いかなという回答になっています。今回のアンケートの中では、複数体制と 1 名体制で最も差が出た設問が、第三者医師の必要性に関する質問でした。

　それから、対話型・法志向型モデルについて、どういう意識であっせん人を

行っているかという質問に関しては、やはり事案の特性に応じて法志向型に重点を置いた、あるいは事案の特性に応じて対話型に重点を置いたという回答が多かったです。だから、どちらを採るかは事案に応じて判断しているというあっせん人の多くの意識だと思います。

あと、もう1つ多かった回答が、どちらの型かにとらわれていないという回答でした。とらわれていないというのは、双方の要素を取り入れたとか、型の区別を意識しないで行ったとか、あるいは対話型・法志向型の区別自体が無意味ではないかという意見が多くありました。必ずしもあっせん人は、モデル・型ということにとらわれずに行っていることになります。

最後に、アンケートでは、将来に向けて応諾率・和解率を上げるための対応策や制度に対する評価、今後に向けて望むことなども、当事者代理人、あっせん人の双方に聞いています。自由記載としていますので、様々な意見がありましたが、1つは当然のことながら、あっせん人の技術の向上を指摘するものがありました。それと、あっせん人からの複数回答として、広報・啓蒙活動の重要性を挙げる回答がありました。また、その裏返しの指摘になると思いますが、医療ADRに対する当事者代理人の理解を求めるものもありました。

4　まとめ

私の個人的な意見になりますけれども、当事者代理人のアンケートを拝見すると、ADRの制度について、運営者サイドが持っている三会ADRのイメージと、当事者代理人が持っているイメージとが一致してうまくいった事案もある一方、ずれていたためにうまくいかなかったと思われる事案もあったという印象を持っています。三会医療ADRは新しい制度ですので、今後さらに利用者の方々にこの制度の理念を分かりやすく的確に説明することで、理解を深めていただき、より多く応諾していただけて、かつ和解できる制度に作り上げていくことが必要ではないかと思っています。中間報告に関しては以上です。

大森　松井先生、ありがとうございました。基調報告の最後に、日弁連ADRセンター委員長、第一東京弁護士会の渡部晃先生から、医療ADRに関するこ

の間の取組みをご紹介いただきます。よろしくお願いいたします。

Ⅳ 医療 ADR に関する取組み

1 はじめに

渡部 日本弁護士連合会 ADR センター委員長の渡部晃です。

日弁連 ADR センターというのは、それ自身としては仲裁センターや紛争解決センターを持っておりません。2010 年 2 月現在、全国で 26 弁護士会、30 の仲裁センターや紛争解決センターがあり、その仲裁センターや紛争解決センターの構成員などが、日弁連の ADR センターの委員になっています。

2008 年 6 月 6 日、その日弁連 ADR センターに、医療 ADR 特別部会を設けました。

2 医療 ADR 特別部会の設置の経過

医療 ADR 特別部会の設置の経過を申し上げますと、2008 年 6 月に私が日弁連 ADR センターの委員長になりましたが、その前年の 2007 年 5 月に東京三会が東京三会医療 ADR を立ち上げておりました。東京三会医療 ADR に、私がどう関わったかと申しますと、立上げの最後のころに、当時、二弁の大川先生が東京三会医療 ADR の立上げの取りまとめをされていて、「渡部さん、これを立ち上げるので『自由と正義』に広告を載せてくれ」と頼まれたのです。そして、先ほど西内先生からご紹介がありました『自由と正義』の広告記事を、日弁連の『自由と正義』の編集に取り次ぎました。

それから、私が一弁の「仲裁人予定者」（一弁では、「調停人」または「あっせん人」のことを規則上、「仲裁人予定者」と呼んでいます）となった、一弁の医療 ADR の第 1 回目の事件がありました。東京三会医療 ADR のスキームでは、医療側仲裁人 1 人、患者側仲裁人 1 人、公益的・中立的な仲裁人が 1 人となっていますが、その構成員として、ここにいらっしゃる児玉安司先生と、会場にいらっしゃる鈴木利廣先生、そして私が 3 番目の仲裁人として選ばれたのです。

私はこの3人で医療ADRをやらせていただいて、とてもよかったと思っています。というのは、一弁の仲裁実務研究会でも発表いたしましたが、2人の先生がとても有能な先生だったものですから、中立的な仲裁人という裁判長の役割だった私は、手続進行がとても楽だったのです。なぜかといえば、このお2人が事案を聞いていくと、その見通しが大変早く立てられるからです。争点がすぐにはっきり見えてきて、的確な質問をされるので、舌を巻いてしまいました。

　今回ここにはたくさんの裁判官がお見えですが、たとえば20年、30年、医療事件を扱っているとても有能な先生方が裁判官になられたら、おそらく争点整理や見通しなどがすっとつくのではないか。その方々が、お2人陪席でいて、適確な質問や争点整理をされたら、とても裁判長は幸せですね。これなら裁判官になってもいいかなと思いました。この合議体で、このまま何件もの医療事件を解決できないかな、と思ったりもしました。その事案も、無事解決となりました。これがもしも全国的に普及できれば、すぐれた医療ADRとして機能するのではないかと思いました。

　会場にご参集の先生方はご存じの通り、全国の仲裁センターならびに紛争解決センターというのは、総合ADRであり、どんな事件でも扱います。ですから、従前から医療事件も扱っていたんですが、医療ADRとしては、それほど活発ではありませんでした。愛知会が、医療ADRの取組みについて、割合と先進的だとされていました。東京三会でも扱っていたのですが、それほど活発ではなかったと思われます。

　このたび、東京三会医療ADRができることによって、有意な差として、医療事件の取扱い件数が増えています。これからも増えていくのではないかと思います。それはなぜかというと、やはり東京三会医療ADR制度に対する信頼性の問題であろうかと思います。裁判所と違って、弁護士会ADRには権力的契機はありません。弁護士会ADRは、判決をすることができないからです。そのかわり、弁護士会ADRは、trustworthyな制度である必要があり、東京三会医療ADRのモデルは、「信頼に値する制度」であるといえるかもしれない。医療側から見ても患者側から見ても、中立・公正に扱ってもらえるという信頼

性、また、仲裁人候補者や調停人が大変有能な方々であることは皆さんお分かりですから、そのような制度として機能しているということなのかもしれません。

2010年2月1日現在、全国で2万8,831人の弁護士がいて、東京三会には1万3,823人の弁護士の方々が登録されています。要するに、日本の弁護士総数の48％の弁護士が東京に集まっているのです。これに比べて弁護士会医療ADRの盛んな愛知は1,358名ですから、東京の10分の1の規模です。そうすると、いきおい弁護士間の親密度はかなり違ってきますから、愛知の形式のように、割合と会員同士が信頼して弁護士会ADRを運営するというのは、東京三会においてはかなり難しい。このような状況の下で、東京三会モデルというのは、患者側の代理人を長くやられた先生、あるいは医療側の代理人を長くやられた先生、それと公益の仲裁人の3人がいることによって、制度として非常に中立的で、公平であり、信頼に値する制度です。だから、皆さんが申立てをされて、応諾率も高いということだろうと思います。

私は、この東京三会モデルが大変良い制度だと思ったものですから、2008年6月6日、日弁連ADRセンターの中に医療ADR特別部会を設置し、会場にいらっしゃる愛知会の増田先生に部会長となっていただいて、四国を除く7高裁所在地において医療ADRを設置することにしました。

四国を除いたのはなぜかといいますと、この医療ADRは先ほどご紹介があったように、従前の紛争解決センター・仲裁センターの中に置かれる制度の仕組みだったからです。高松には仲裁センターや紛争解決センターがなく、愛媛に1つ紛争解決センターがあるだけだったのです。したがって、あまり四国の各弁護士会に負担をかけてはいけないということで、四国だけは当面除きました。

東京三会が2007年の9月から行われていまして、札幌弁護士会が2009年6月から、岡山弁護士会が同年9月から、福岡県弁護士会が同年10月から実施ということで、各々、医療ADRを開設し、広島弁護士会も2010年1月に実施予定（2010年1月に予定通り医療ADRが開始された）となっていますが、もう医療ADRは開始しています。

それから懸案だった四国ですが、愛媛にただ1つあった弁護士会の紛争解決センターで医療ADRをつくるということで、手を挙げていただいて、四国にも医療ADRができることになり、2010年3月末には8高裁所在地近辺ということになりますが、全国高裁所在地で医療ADRができることになりました。

　おそらく、各地の医療ADRで取り扱う医療事件の件数にはばらつきはあるものの、それを質的に進化させていけば、東京のようにうまく機能していただけるものと思っています。また、日弁連ADRセンターとしては、これからも各地の医療ADRの増加、維持、発展に尽力していきたいと思いますし、できれば裁判所に持ち込む案件のかなりの部分を、弁護士会医療ADRで解決できればいいなと思っているところです。

V 事例紹介

大森　渡部先生、ありがとうございました。本日は各地の弁護士会からもご参加いただいていますので、また後ほど、質疑応答のときに各地の医療ADRをご紹介していただければと思います。さて、続きまして、パネリストの方のご報告を経て、パネルディスカッションに入っていきたいと思います。なお、現時点の医療ADRアンケート報告の記載においては、あっせん人のうち医療側や患者側で経験の豊富な方ではない、真ん中と申しますか、一般的なあっせん人について「中立あっせん人」と表現していますが、「中立」という表現が、あるいは他の2人が中立ではないのではないか、各立場を代弁しているのではないかという誤解をされる方がおられるかもしれません。現在、「一般あっせん人」、あるいは何か別のネーミングにするかという議論をしていますが、現時点ではとりあえず「中立あっせん人」と表現していることをご了解ください。

　では、パネリストのうち、まず患者側で主に仕事をしておられる第二東京弁護士会の中山ひとみ先生、よろしくお願いします。

1 申立人代理人としての事例

中山 第二東京弁護士会の中山です。私は、申立人代理人として2件を経験した立場から、このうちの1つの事例を取り上げてお話させていただきます。

この事例は、相談者が会社の指名人間ドックを受診したところ、精密検査を受けるようにと指示をされて、同じ医療機関で精密検査を受けましたが、何も異常はないという結果でした。ところが、その10カ月後に、突然、自覚症状が出て、5 cm大の腫瘍が腎臓に発見され、別の医療機関で腎臓の全摘手術を受けました。手術を受けた病院の医師からは、「5 cm大ということは、1年前には少なくとも4 cm程度の腫瘍があったでしょう」といわれたそうです。相談者の方は、何で精密検査を受けたときに発見してくれなかったんだろうかという気持ちを強く抱いて、病院に説明を求めに行ったそうです。担当医は「私の診断能力が不足していた。申し訳なかった」と謝ってくれたそうです。しかし、何度かやりとりを繰り返し、いざ責任を認めてくれという段階になったところ、「いや、見つけられなかった。レントゲンを客観的に見ても見つけられなかったのだから、法的な責任はない」と病院側の態度が変わりました。その段階で、病院の事務部門で不適切な行動があったこともあり、相談者側は病院に対する非常に強い不信感を持って相談にみえたわけです。

ご本人は、別の病院で受けた手術は非常にうまくいって、その病院で予後も大丈夫でしょうという説明を受けていました。しかし、「当該医療機関に対しては許すことができない。きちんとした説明と謝罪を求めたい。それでなければ納得ができない。自分としては金額的なことは分からないから、損害賠償金についてはお任せしたい」ということでした。私はこのADRの設立にも関わっていましたし、患者側で代理人をしているという立場であっせん人もやっていますので、まずはこの制度を利用してはどうかと相談者に勧めたところ、了承いただいたので、申立てをしました。

申立てをしたのが2008年の6月で、せっかくですから3名体制を希望しました。ところが、申立人代理人が私のほかにもう1名いまして、それからあっせん人の3名、相手方の代理人1名、計6名の弁護士がおり、日程調整が非常に大変だということが分かりました。何と6月に申し立てたのに、6名の弁護

士の期日の調整がついたのが10月10日でした。

　ここで一般あっせん人から連絡がありました。「ADRというものは早いことに非常に意味があるのに、申立てから4カ月後というのはあまりにも遅すぎる。こうなったら土曜日や日曜日にできないかを考えましょう」ということで、結局、その一般あっせん人の事務所で土曜日に開催することになりました。

　まず第1回目は、双方別席で意見を聞いてほしいという双方からの申し出がありまして、双方30分ずつ3名のあっせん人を前にして話を聞いてもらいました。相手方の時間はもう少し短かったかもしれません。その後に、あっせん人から、この事件をこういうふうに考えるという意見が述べられました。

　「確かに、発見できなかったという事実は事実としてあるでしょう。しかし、それが、責任があるとか、なぜ発見できなかったのかという原因をここで細かく追及することはしません。ここはそういう場ではありません。相手方も謝罪はするといっています」ということでした。そして、さらにあっせん人からズバリ金額について、「数十万円だけど、高い方ではないですよ。30万円から50万円で、具体的な金額については相手方の代理人に検討してもらいます」、という意見がありました。私は、申立人がそれに対してどういう対応をするかなと思っていたのですが、よく分かりましたということで、非常にすんなりと理解していただいて、次の期日の調整に入りました。

　ここがまたすごいのですが、次の期日は、それから8日後の日曜日の午後2時に、また同じあっせん人の事務所で行うことになりました。相手方代理人に50万円の現金を持って来ていただいて、和解契約書をあっせん人がその場でワープロで打って、事務所のプリンターで印字をしてもらって、そこで成立しました。したがって、審理回数は2回で審理期間は81日という、超スピード解決ができたわけです。ここでは秘密保持とか再発防止については和解条項の中には盛り込まず、口頭で行って非常にシンプルな和解契約書を作成しました。

　この事案の特徴としては、1つには確かに発見できなかったという事実はあるのですが、それ自体を法的な過失ととらえることはおそらく難しかっただろ

うということです。それから損害ですが、7 cm ぐらいの腫瘍であれば、全摘をした場合の5年生存率は90％から95％といわれています。文献上では4 cm 以下の腫瘍の場合、部分摘除が可能といわれていますが、1年前が何cmだったかはっきりしませんし、部分摘除にしていればどのくらい生存率が上がるのかも難しい問題があるので、何が損害なのかについて法的に争っていくにはふさわしくない事案だったと思います。

　それから、もう1つの特徴は、事故後に医療機関側に、特に事務職員にちょっと不適切な対応があったことです。これは誰が見ても明らかなのですが、しかし、これを訴訟まで持っていけるのかというと、それはそれでまた大変です。したがって、私は非常にADR向きの事件だったと思いました。

　解決に結び付いた要素はいくつかありますが、先ほど申し上げたように、ADRということで非常に柔軟な運営ができたということです。土日に開催してもらったメリットはとても大きいです。相談者は会社員ですから、土日だったら会社を休まずに本人が出席できます。それから謝罪し、解決するという場面に、本人が直接立ち会えるのも大きなメリットだと思います。

　そのほかには、やはり医療機関の丁寧な説明と真摯な謝罪が、非常に申立人の気持ちを慰謝して、解決に結び付ける大きな原動力になると思います。また、このADRのシステムは、先ほどからいろいろな説明がありますが、患者側で仕事をしてきた弁護士と医療機関側でやってきた弁護士双方がいることが、やはり解決に向けての大きな信頼を与えてくれるところがあります。

　これもまた経験した事件ですが、損害額に非常に開きがあった事件がありました。ご承知のように損害額は、基礎収入をどこに取るか、労働能力喪失率を何％と取るか、喪失期間をどのくらいにするかで、いろいろな数字が挙がってくるものです。前提となる事実関係で争いがなく、損害額だけの争いであれば、かなり双方の主張する損害額に開きがある事例でも、あっせん人の判断に任せていい、あっせん人の案で双方が納得するということに合意して、早期に解決したケースもありました。

　先ほど解決に結びつく要素として、丁寧な説明という点を挙げましたが、1件経験した中では、双方代理人の立会いの下で医療機関から説明を受けたケー

スもありました。私が聞いていても、もう胸が熱くなるような丁寧な説明と謝罪がありました。申立人本人も「ああいうふうにいわれたら、もう私としては何も言うことはありません」と受け止めてくれたので、やはり医療機関側の態度というものは、解決に向けて非常に大きな要素となると思いました。

最後に、何より大事なのは、当事者に解決の意欲が強いということではないかと思います。このようにいうと、みんな解決したくてADRを申し立てるのだから当たり前ではないかと思われそうですが、実はそうでもない気がします。私が体験した事例で、申立人が、「もう起きてしまったことは仕方がないし、取り返しがつかないが、今、自分がこういう状態でいることには耐えられない。何とか気持ちの整理をし、区切りをつけたい。そうでないと自分は、もう前に進めない」ということを、全く違うケースでありながら、全く同じことをおっしゃっていたのです。ですから、自ら解決をしたいという気持ちが、解決に非常に強く結び付くのではないかなと思います。

したがって、申立人代理人やあっせん人の立場では、本人がそういう気持ちになってもらうようにするには、どうしたらよいか、どのような手助けができるかを考えて、関わっていくのが大事ではないかなというのが、今の私の感想です。

2 医療側代理人としての事例―医療ADRの構造と説得の技法を求めて

大森 中山先生、ありがとうございました。続きまして、医療側で仕事をされておられる第二東京弁護士会の児玉安司先生、お願いいたします。

児玉 第二東京弁護士会の児玉でございます。「医療ADRの構造と説得の技法を求めて」と題して、今日はお話をいたします。

現時点までですでに、私はあっせん人として5件、相手方代理人として6件、医療ADRの事案を担当しております。東京三会以外のADRでは、今日いらっしゃっている小賀野先生にもお世話になっております。

ちなみに私が「医療ADRを求めて」という気持ちになる背景を一言述べさせていただきます。私は医療事件を代理人として受任するようになって13年

になりますが、これまでに受任した訴訟は二百数十件で、常時50件ほどの事案を抱えておりますし、訴訟前の受任は1,000件にはまだ到達していないと思いますが、多くの事案の対応をしてまいりました。訴訟になる前に解決した事例もたくさんありますし、顧問先などから送付されてくる紛争になる以前の医療事故報告書も、累計数千件の単位になっております。裁判所には日ごろから裁判手続で大変お世話をおかけしております。

　私が、実務の中で、一番最初にADRという言葉を聞きましたのは、二弁の山﨑司平先生が相手方の事案でした。心神喪失者等保護観察法が適用されるような隣人殺人事件で、私が加害者側家族の代理人、司平先生が被害者遺族の代理人で、迅速適正解決を旨とされる司平先生相手でも、さすがにこれは話し合い解決まで、1年ほどかかりました。

　その交渉の経過中、司平先生から、ADRと仲裁センターの素晴らしさについて、毎回毎回ご講義をいただき、レビン小林久子先生のご著書を推薦されまして、ずいぶん勉強させていただきました。事案そのものは、結局、裁判にもならず、ADRも使わずに、司平先生にまとめていただいて、よい解決に至ることができました。

　医療事件を訴訟外で解決すべく、この10年余り、ADRなしに頑張ってまいりました。病院での説明会もずいぶんたくさんやらせていただいております。たとえば死亡事案ですと、医療関係者も全員一緒に同席をしていただいて、「全員起立、黙禱」というところから始めさせていただき、情も理も尽くして、本当にきちんとお話をすることを何度も繰り返させていただく中で、和解をさせていただいた事案が多々あります。ご自宅にお伺いをしてご仏壇にお参りさせていただくところから、若干お気持ちがほぐれていくきっかけが得られるようなこともありました。

　脳性麻痺のお子さんのお宅をお訪ねして、帰り際に、ちょっと手に触れて、「また来るね」というようなことを言えるくらいに気持ちが通うようになると、もう少しで和解ができるだろうかという思いが心をよぎるような、そんなことを、本当に懸命にやってきております。先生方もいろいろご経験されていると思いますが、やはり人の命に関わるようなことですから、ご遺族が実印を

握り締めて号泣されるような辛い場面もありました。また、説明会を開催するにあたっては、患者側の先生方にも、ずいぶんご説得をいただいて、ようやく解決できた事案も多々あります。双方代理人が情理を尽くしても、やむなく裁判所にお世話をおかけしているような事案もあります。

ADRについては、第1例目で渡部晃先生に実践的にいろいろご指導をいただき、私もADRのあり方への理解が進み、何とか医療ADRの取組みがもっと発展していかないかと願っているところです。

医療案件というのは大変対立性が強いといわれております（図表18参照）。こんなに対立があるのに本当に和解ができるのだろうかという方もいらっしゃいます。患者側弁護士対医療側弁護士の立場性があり、「和して同ぜず」で、なかなか立場の違いを超えて分かり合えることは難しい面もありますが、紛争解決を目指すという点では弁護士同士が同じ志を持っていると思っております。

医療事件ですので医学的評価の専門性は高いわけですが、それでは、お医者さんが出て来れば解決するかといいますと、なかなかそうはいきません。実際に今、訴訟事件の95％は患者側に協力医が付いています。『白い巨塔』のように訴訟を起こしてから協力医をお探しになるのは、今ではむしろ珍しいことになっています。それでも医師同士の意見が対立します。周知の輸血梅毒事件を

図表18　対立の原因

- 立場性？
    患者側弁護士 vs. 医療側弁護士？
- 専門性？
    医師が出てくれば解決するか？
    医師の意見の対立が、医療訴訟の原因
    ＊鑑定書の乱舞と激しい意見対立
    ＊患者側協力医師 vs. 医療機関側の医師

図表19　和解の構造

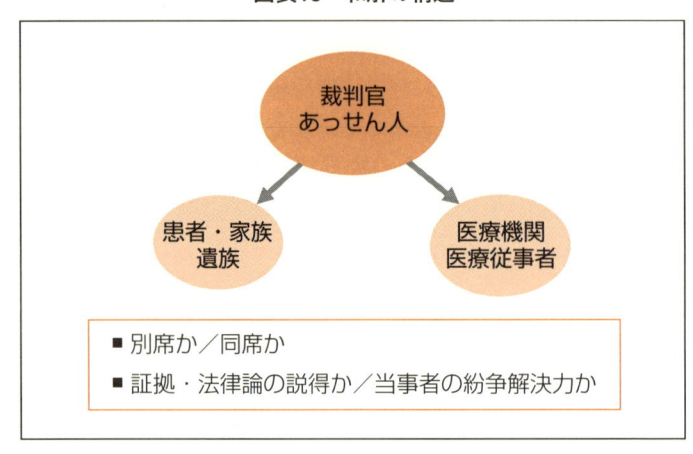

```
         裁判官
        あっせん人
        ↙      ↘
  患者・家族      医療機関
    遺族        医療従事者

  ■ 別席か／同席か
  ■ 証拠・法律論の説得か／当事者の紛争解決力か
```

嚆矢として、訴訟経過中に多数の医師の意見書や鑑定書が飛び交う激しい展開を見ることがあります。もともと、医師対医師の意見の対立が、医療訴訟の原因になっていることも多々あります。

　この間、私は3名体制の医療ADRを主に担当させていただいたり、相手方代理人として利用させていただいたりしている状況です。2名体制や1名体制の医療ADRについても、いささか想像が及ぶところがありますので、話し合いの構造について考えてみたいと思います。

　裁判上の和解であれば、裁判官に間に入っていただいて双方に働きかけていただきます（図表19参照）。ADRによる和解についても構造は同様であり、別席か同席か、証拠に基づく法的評価を重視するか、それとも当事者の紛争解決力を引き出すか、いろいろな議論がありまして、本当に興味深い著書がたくさん出版されております。

　比較のために、労働事件の解決手続についてご紹介いたします。私はこの間、リストラ、労災、パワハラ、セクハラ、メンタルから団体的労使関係に至るまで、様々な種類の労働事件を多数受任しておりまして、労働審判、本訴、労働委員会などでお世話になっているものもあります。これらの労働審判等の

図表20 労働審判労働委員会（あっせん・調停・仲裁）

```
                労働審判官
                 公益委員
                    │
    （労働者側）          （使用者側）
    審判員・委員          審判員・委員
        │       ╳           │
        ↓                    ↓
  労働者側代理人  共感・傾聴   会社側代理人
    労働者       指摘         会社
                論点整理
```

手続では、裁判で裁断的に結論を出すよりは、話し合いによる解決を指向されることが多く、しかも日ごろまったく立場を異にするはずの労働者側と使用者側の委員や審判員の方が、話し合い解決の過程で大変重要な役割を果たしておられます。日ごろの対立が和解の原動力になるのか、毒をもって毒を制するということなのか、と思えるぐらい、鮮やかな説得を見聞する機会が多々あります。

　労働審判は毎回裁判官が入られます（図表20参照）。労働委員会では公益委員として弁護士や学識経験者の先生方が入られることもあります。それぞれの手続で、労働者側や使用者側の審判員や委員の方が、組合あるいは労働者の代理人等に対しても、会社側（私はここでもまた会社側代理人を務めておりますが）に対しても、大変上手に、共感や傾聴、論点の整理、問題点の指摘や直面化などを行われます。たとえば労働者側の委員の方が、会社側に、「なるほど、気持ちは分かるよ」おっしゃってくださることもありますし、「この点は問題じゃないか、ここも見落としていないか、ここの手続はどうなっているんだ」と厳しいご指摘があると、今度は使用者側の先生がサポートや助言をしてくださることもあります。

　逆向きに、使用者側の審判員・委員の方が、労働者に向けて共感や傾聴を行

図表21　医療ADR（3人型）

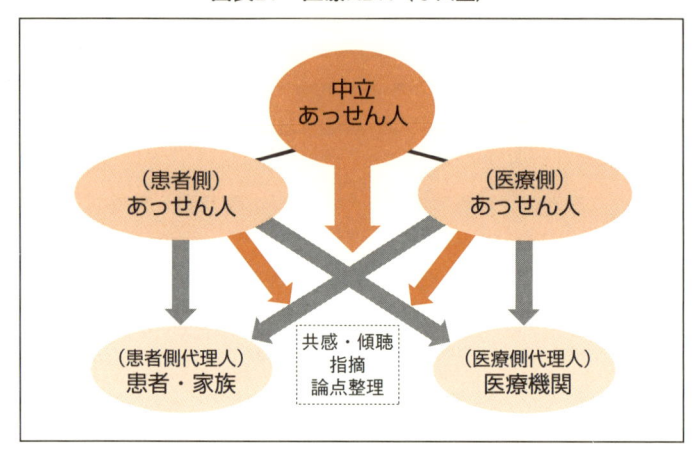

```
           中立
         あっせん人
    ┌────────┼────────┐
（患者側）              （医療側）
 あっせん人            あっせん人
    │    ╲  ╱    │
    │     ╳      │
    ↓    ╱  ╲    ↓
（患者側代理人） 共感・傾聴  （医療側代理人）
 患者・家族    指摘      医療機関
           論点整理
```

われたり、問題点についてちょっと無理スジだろうと指摘されたりすると、それについても、労働者側の審判員・委員の方がフォローされたりサポートされる。図表20の矢印は、攻めるだけではなくて共感したり思いを引き出したり、様々なニュアンスと方向性を持ってメッセージが送られます。

　そういうコミュニケーションの繰り返しの中で、使用者側の審判員・委員の方から、会社側も少し譲歩してくれないかというような説得を受けることがあります。これも別席・同席のみならず、もっとインフォーマルな手順や経路を通じていろいろな説得がありますし、労働者側や組合に対しても、そろそろこのあたりで落としどころじゃないかというような説得が行われ、散々双方のやりとりがあった上で、最後に労働審判官や公益委員の方が、このあたりで双方の歩み寄りはできませんか、和解案に耳を傾けていただけませんか、という説得をされると大変効果的です。やはり、3人寄れば文殊の知恵と申しましょうか、非常に対立の厳しい事案も解決に導けることがしばしばあるようです。

　医療ADRの3人型も、実は意識するしないとを問わず、労働審判と同じような構造の説得が行われています（図表21参照）。日ごろ患者側で活躍されている弁護士の先生が、患者側で心血注いで権利擁護で頑張ってきて、訴訟で戦い抜いてきたが、こういう事案は、10年訴訟をやっても、滅多に高額の賠償

図表22　医療ADR（2人型）

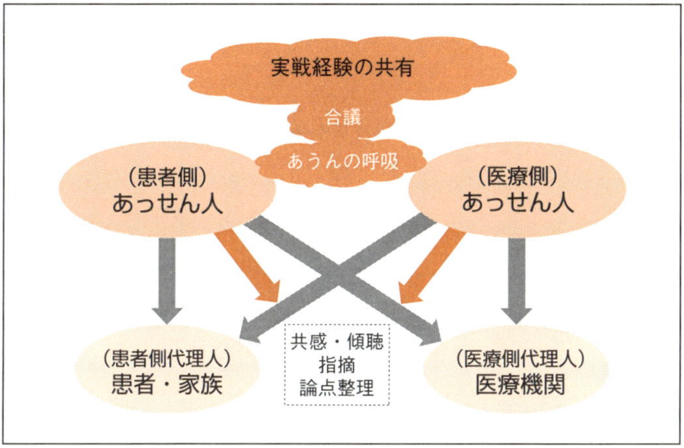

実戦経験の共有
合議
あうんの呼吸

（患者側）あっせん人　　（医療側）あっせん人

（患者側代理人）患者・家族　　共感・傾聴　指摘　論点整理　　（医療側代理人）医療機関

金がとれることはない、というお話をしていただくようなときは、本当に説得力があります。診療経過の問題点への厳しいご指摘があることもあります。

　医療側で業務を行っている弁護士ならば、医師や医療機関としての思いの機微に触れる説得もできることがあります。医療機関で働く医師や看護師などの専門職への心理的なインパクトや、病院経営に及ぼす影響を視野に入れながら説得をすることもあります。

　双方の委員が相互に働きかける中で、最後に中立のあっせん人のご判断や具体的な和解案が出され、とても話し合いでは解決できないだろうと思われた事件をいくつか解決に導いていただいております。

　医療ADRの2人型（図表22参照）は、東京の弁護士会ADRを例にとっても、日ごろ患者側で活動する15人のあっせん人候補者も、医療機関側で執務する15人のあっせん人候補者も、お互いに相手の手の内を知り尽くした者同士です。その中から1人＋1人の2人があっせん人として出て来るわけですので、中立のあっせん人がいないという困難をかかえながらも、実戦経験・実務経験を共有しておりますし、第三者の中立のあっせん人がいればどうなるだろうというようなことを想定しながら、あうんの呼吸でバリエーションのある説得ができているのではなかろうかと思われます。

図表23　医療ADR（1人型）

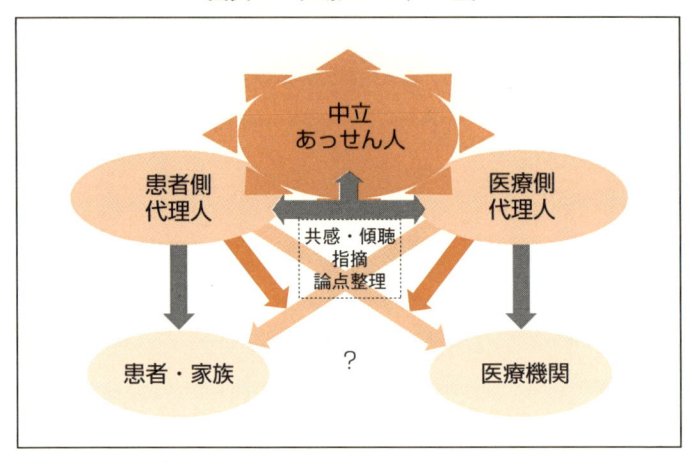

中立あっせん人
患者側代理人
医療側代理人
共感・傾聴
指摘
論点整理
患者・家族
医療機関
？

　それから、医療ADRの1人型（図表23参照）でも類似のパワーバランスが生じます。たとえば、名古屋の弁護士会ADRは1人型が大変多いことで知られていますが、あっせん人は1人きりで対立を解消するわけではありません。限られた数の医療側の弁護士と、日ごろから様々な交渉の経験をもつ患者側弁護士が、それぞれ依頼者の利益を主張するだけではなくて、公正妥当な解決を目指して、依頼者を説得する役割を果たすこともあると思います。社会的に妥当な紛争解決を目指していけば、やはり3人寄れば文殊の知恵、法律家3人か、中立的な判断を指向していくという状況ができてきます。そうすると、1人のあっせん人でも相当な説得も可能だろうと思われます。

　ただ、医療ADRの1人型の場合は、2人型や3人型と比較して、もともと立場を異にする者同士や、もともと立場を同じくする者同士が、クロスで共感をしたり傾聴したり説得をしたりするという多様性を発揮するのは、相対的に難しいだろうと推測されます。あうんの呼吸に頼るよりも、証拠と法的評価に基づいて、中立のあっせん人と双方代理人がよくよく協議をした上で、和解案の成案を得るまで双方の依頼者説得と調整を繰り返していくという構造になってくるのではないかと思われます。

図表24　医師の意見対立の原因―「医者は十人十色」

■ 医学についての知識・経験の差
　　「教授」生命科学の研究者？　臨床家？

研究者	臨床現場
狭く深い専門分野	幅広い実践
医科学志向	臨床実践志向
文献重視・実験重視	経験重視
原則重視	多数の例外

■ 訴訟についての認識・理解の差
　　バランス感や常識／過剰な反発・迎合

　医療 ADR におけるあっせん人の説得の構造は、これまでご紹介したような多様性を持っていますが、さらにもう 1 つ、医師が専門家としてどのように医療 ADR に関わっていただくのがよいか、という論点があります。医療集中部草創期に活躍された裁判官の方が、「医学といえば科学だから正しい答えは 1 つであると信じていたら、医師が 10 人寄れば 10 通りの意見がある、十人十色ではないか」と、しみじみおっしゃったことがあります。

　医師とひとくくりにしても、医学についての知識、経験、専門分野の差は思いのほかに大きいものです（図表 24 参照）。同じ「教授」というポストにつかれていても、生命科学の研究者から臨床医学、社会医学など、様々な分野があり、狭い分野の研究者から臨床現場、科学志向から実践志向、文献重視から経験重視など、ひとりひとりの医師の思いがあろうと思います。

　また、訴訟についての認識や理解の差というのも看過できないものがあります。バランス感や常識、医療訴訟の判決への過剰な反発や過剰な迎合、法律用語についての誤解など、様々な要因があります。私の親しい友人で立派な臨床医になっている者が、ある日裁判所に鑑定人で呼ばれて「相当因果関係の有無」について聞かれたがよくわからない、相当因果関係というのは「相当ひどい因果関係なのだろうか」と私に質問したこともあります。法律用語の難解さについて、法律実務家は配慮をしなければならないと改めて自戒したところで

す。

　医師に専門委員となっていただいて、適切な協力関係を築いていくためには、法的観点の争点整理が前提となりますし、日ごろからの相互理解、それから過度の依存にならないような適切な協力関係を築いていくことが肝要ではないかと思っております。

Ⅵ　パネルディスカッション

大森　児玉先生、ありがとうございました。さて、ディスカッションに入っていきたいと思いますが、会場の皆様方も、議論の途中で、「これは聞いておきたい」、「これだけは言っておきたい」という方がおられましたら、どんどん参加いただいて結構ですので、よろしくお願いいたします。

　それでは、皆さんにマイクを持っていただいて、いくつかの論点ごとに整理してお伺いしていきたいと思っています。私は今回のアンケート結果について、案外に1名体制が多いんだなという感想を持ちました。東京モデルは2名もしくは3名が普通であるというイメージがありましたので。この点、まずは木ノ元先生は1名体制のご経験があるとお伺いしていますが、ちょっとご紹介いただけますでしょうか。

1　1名体制の事例

木ノ元　はい。私が経験したのは、医療機関側、相手方代理人として関わったケースです。実は、病院からは手続の途中で相談を受けました。まず最初に病院が独自の判断で応諾をして、事務担当者が出ていって、1回目はその人があっせん人と話をしました。そして、弁護士に任せたほうがいいのではないかというそのときの雰囲気を察知して、私に話が回ってきたというわけです。その後、2回のあっせん手続で和解が成立し、病院から一定のお金を申立人である患者側にお支払いして終わったというケースでした。

　私はあっせん人としても登録されているので、実際は3名体制や、2名体制

の経験もありますが、1名体制で関わったこの事件について、かなり早期にうまく解決したという経験をしました。

　実はあっせん人として関与した事案については、3名体制が3件、2名体制が1件あります。3名体制の案件のうち、実は和解不成立になってしまったものが2件で、つまり3名体制で和解が成立したのは1件です。私の経験では3名体制のほうが和解不成立の件数が多かったのです。2名体制のものについては、先ほど児玉先生も紹介されていましたが、患者側の代理人と患者側のあっせん人の先生とのあうんの呼吸でうまくいったかなという印象です。

　1名体制でなぜうまくいったのかを思い返してみると、やはり仲裁人としてその案件を扱われた先生の非常なやる気というか熱意ですね。「とにかく話を聞きたいんだ。何がどうなっているのか、とにかく教えてくれ」ということで、期日以外に事務所に電話がかかってきたりして、その熱意に押しまくられた感じになりました。そこまで考えてくれるんだったら、もう病院としても、早期に和解して終わりにしたほうがいいというような機運になったわけですね。

　私は非常によかったなと思っていますが、そのあっせんの担当をされた先生が、別の機会にその件を紹介してくださったという話も伺っております。ただし、理屈というより、あくまでも私個人の経験だけでしか評価できません。

　ただ、1点だけ改善した方がいいかなと思ったのは、レントゲン等の画像の扱いについてです。そのとき、カルテはすべてコピーを出しました。そして、あっせん人の先生が見たいからということ、また、申立人は代理人が付いていないご本人だけの事件だったのですが、申立人本人にも見せたいとあっせん人の先生からいわれまして、レントゲンフィルムがかなりの枚数あったのですが、そのレントゲンフィルムも、あっせん人用と申立人用にすべてコピーをとって出してくれと要請されたのです。フィルムは合計で数十枚あり、コピーにかなりの費用がかかりました。

　あっせん人の先生が見たいといっている以上は出しましょうということになったのですが、出したその次の期日に成立してしまったんです。私が思うには、フィルムを出して、それをよく見てもらったから解決に至ったという実感

がなくて、そのあたりは必要以上に経費がかかってしまった部分があるかなと、その点は、今後できれば改善の余地がありそうだと感じました。私が経験したケースは、あっせん人がほかの方だったら果たしてどうなったのか、クエスチョンマークは付きますが、非常にうまくいった事例としてご紹介いたしました。

2　1名体制・複数体制を選択する理由

大森　松井先生にちょっとお伺いしたいのですが、1名体制というのは、本人が申立てをされている事件が多いのではないでしょうか。

松井　そうですね。先ほど、代理人弁護士が選任されている事件では複数体制が多い傾向にあると申し上げましたが、逆にいえば、本人申立て、代理人を付けない事件では、1名体制の割合が高くなっているということです。また弁護士会によっても、ばらつきがあります（図表2〔99頁〕参照）。二弁では比較的、複数体制の割合が高い、二弁は3名体制と2名体制と両方ありますけれども、複数体制が比較的割合としては高いです。

　二弁だと複数体制が12件、1名体制は3件ですが、東弁だと3名体制が40件に対して1名体制が23件、それから一弁は3名体制が4件に対し1名体制も4件と同じです。

大森　今回のアンケートはあくまでも、詳細な分析というよりも、とりあえず現状を知ろうということで始めたものですが、今後、たとえば現状で本人申立てが多い1名体制について、むしろ専門的なあっせん人が関与していくということも、事案によっては検討する必要があるかどうかについてはいかがでしょう、児玉先生。

児玉　3人か2人か1人かということにこだわりすぎることには少し違和感があります。3人でも2人でも1人でも、本当にいろいろなご尽力によって解決ができているように思います。ただその中で、コストの問題はやはりADRと

して気になることと思います。

　一方で、たとえば裁判所も調停手続をお使いになったり、いろいろな柔軟な対応でやられているようですし、ADRの目指す、もっと柔軟に、もっとクリエイティブにというような視点から考えれば、手続を柔軟にしていただくことがよりよい解決になるのではないかと思います。

大森　そうですね。そこは、皆さんが共通認識を持てるところではないかとは思います。松井先生、いかがでしょう。

松井　1名体制と複数体制のどちらがいいかという問題ではなく、おそらく代理人弁護士が付いている事件では、この事案はどちらが適しているのだろうということを申立人代理人弁護士が考えた上で選択されているので、特に問題はないと思います。

　問題なのは、本人申立ての事案の場合、複数体制の割合が、代理人弁護士が付いた場合と同じでないのはどうしてなんだろうというところです。今回の調査からは原因が見えないのです。本人の場合でも、3名よりも1名のほうがいいと思って1名体制に申立てをしておられるのであれば特に問題はないのですが、複数体制はどういう制度かあまりよく分からないから複数よりも1名を選択するのは問題でしょう。たとえば、東弁の場合は成立手数料が1名体制の方が安いので、複数体制のメリットが分からないから、とにかく安いほうを優先した、複数体制がこういう制度だと分かっていれば違う選択肢もあったのにということが、本人申立ての事案で起こらないように、運営サイドとして努力していく必要はあるかなと思っています。

　それから、患者側代理人として普段活動している者としては、やはりご本人が医療事件を扱うというのは結構大変なので、むしろ本人申立て事件の方が複数体制に向いているのではないだろうかという雑ぱくな印象を持っています。そういう自分の個人的な印象から見て、本人申立て事件で複数体制が少なくなっているのはどうなんだろうと思います。ただ、複数体制を選んだほうがいいといっても、コストの問題もありますので、そのあたりはいろいろな意見があ

ると思います。今後、本人申立てのときには、よりきめ細やかな事務局のサービスが必要だとは思います。

児玉　本当に損害論だけという事案も実際にありますので、1人の先生がきちんとお話をしていただけると早期解決というものもあると思います。ただ、たとえば医療事件固有の損害論の問題があります。また、医療機関側の代理人が説明をきちんとしても、示談できないのには何かわけがあるときもありますので、そこを間に立った先生が解きほぐしていただくことで和解に接近するような事例もあるかと思います。そのツールとして1名だったり、2名だったり、3名だったりするのではないかと思います。

大森　要は松井先生のおっしゃったような問題点も含めて、ニーズに即したよい医療ADRが提供できるようにというところでは一致していると思います。

3　応諾・不応諾の理由

大森　続きまして、応諾・不応諾の問題です。先ほど松井先生のご報告では、だいたい申し立てると6割が応諾ということでした。愛知県弁護士会の紛争解決センターの医療ADRは、2009年の「メディカルニュースジャパン」の記事で9割程度の応諾率があるというのを見まして、すごい応諾率だなと思った記憶があります。ただ数だけでは比較できないかもしれませんが、そういったあたり、今後の課題や現状の分析なども含めて、松井先生、ご意見をいただけますでしょうか。

松井　応諾・不応諾の分岐点ということですが、応諾・不応諾をされるのは相手方のほうです。私は普段患者側代理人としての活動をしておりますので、実は、医師や医療機関側がどういう基準で応諾・不応諾を判断しているのか分からないというのが本当のところです。

　アンケートでも、応諾しなかった当事者にアンケートを行っていないので、本当のところはよくわかりません。統計の結果によると、複数体制の事件では

応諾率が高くなっています。ただ、複数体制の事件では、先ほど申し上げたとおり、代理人弁護士が付いている割合が高いので、そう考えると、申立人に代理人弁護士が付いていることが応諾率を高める1つの要素になるという可能性は指摘できるかと思います。

それから今回、このアンケート調査のほかに、事務局や二弁の手続管理者の方にも、どういう手続で行っているのかという問い合わせをしました。その中で、二弁の手続管理者の複数の先生から、相手方に代理人がいると応諾に結び付きやすいという意見が見られまして、相手方に代理人弁護士がいるということは1つの要素になるかと思っていますが、それ以上のことは今回の調査からは、何ともいえません。

むしろ医療機関側の代理人の先生に、どういう要素を基に応諾・不応諾をされるのか、ケース・バイ・ケースによると思いますが、本音のところをぜひお聞かせいただきたいと思います。

大森 では医療側の先生で、西内先生、どうでしょう。

西内 私の代理人としての経験としましては、ADRを申し立てられたのは2〜3件にすぎないだろうと思います。基本的には、申立書を読んで、仮にその内容や事例がADRによる話し合いでの解決は無理だろうなと思われる事案であっても、医療側からの説明が足りない、あるいはその説明が理解されておらず、さらに説明が求められている部分があるならば、基本的には応諾するようにしています。

ただ、そのようなケースにおいては、説明が足りなければそれはしたい、あるいはケアが不十分であればそれを理解していただきたいということで応諾しているわけです。その点の説明はするけれども、金額的な解決はきちんとした手続を踏んでやりましょうと考えて応諾しているケースも少なからずあると考えられます。にもかかわらず、ARD機関の方が、応諾した以上は最後まで金銭的な解決もADRで図るんだというような狭いスタンスで対応されるのではうまくいかず、もっと大きくとらえて対応していただかないと、応諾率は高く

ならないでしょうし、ADR そのものが、そもそもうまく機能しないだろうと考えています。

　応諾した以上は最後まで付き合うというような前提で ADR 機関が対応されるのではなく、もっとフラットな関係、具体的にいえば、説明や対話のステップ（部分）と解決方法についてのステップ（部分）を明確に区別し、説明のみのための応諾に対しては、そのように対応するという形を明確にとるならば、少なくともその部分についての当事者間の相互理解が進むでしょう。そういうやり方のほうが医療 ADR に関してはうまく機能するのではないか、その特質をうまく引き出せるのではないかと考えております。また同時に、当事者の納得性の問題として、手続の公正性というものも、非常に大きなウエイトを占めていると考えられます。ご質問に対してはちょっと答えにはなってないかもしれないですが、ぜひそういう ADR を私どもは目指したいと思っています。

大森　児玉先生と木ノ元先生にも引き続きお願いしたいと思います。

児玉　私自身はこれは ADR には適さない、ちょっと無理だと思っていた事案を、病院の事務方が ADR にもっていかれたことさえあります。実は医療界の中では ADR という言葉に、弁護士の先生方の想像を超えた強い強い期待があります。訴訟にならずに解決できるんだということへの強い期待感が、やはり後押しをして応諾というふうになっています。

　それでは、応諾しない理由は何かというと、意見を押しつけられるのではないかという不安感だと思います。出て来た人に絶対、意見の押しつけはないと思いますけど、おかしければやめて帰って来ればいいんだしというような気楽な感じでいいますと、応諾をしてくださることが依頼者の側では多いように思います。

大森　ありがとうございました。木ノ元先生、お願いします。

木ノ元　あまり付け加えることはないと思いますが、一言だけ述べさせていた

だきます。児玉先生がおっしゃっていることと同じかもしれないですが、やはりADRというのは、そんなにすべてを解決できるほどのオールマイティー的な手続ではないという認識を、私は少なくとも持っております。ですから、そこで応諾しなかったという結果だけ見るのではなくて、事案によって応諾もするし、応諾しない場合もあるということの見極めが大切であると考えます。これは、さらにいろいろなケースを積み上げていって、あらためて議論する必要があるのではないかと思っています。

大森　ありがとうございました。お2人の先生のお話を伺って、要はこの制度に対する「理解」を出発点とし、事案によって選択していくことが重要ではないかとまとめてよろしいかと思います。

4　第三者として医師の関与が必要か否か

大森　では次にいきます。千葉県でこのたび医療ADR認証を受けた医療紛争相談センターや、岡山県弁護士会の医療仲裁センター岡山などは、最初からドクターが関与することが前提の医療ADRという制度設計になっています。しかし、私どもの東京三会モデルはそうではありません。そこでアンケート項目にもいたしましたが、東京三会モデルにおいて第三者医師が関与していくことが必要かどうか、現状、マス分析ないし中間報告として、どういったご見解をお持ちか、西内先生、お伺いしたいのですが。

西内　はい。その点に関していえば、先ほど児玉先生のご報告の中であったように、仮に医学・医療が、数学や物理学とはいわないまでも、自然科学の学問で正解が1つしかないというのであれば、それはとても貴重な知見となるわけですから導入していくべきだろうと思います。しかしながら医学というのは自然科学よりはむしろ経験科学に依拠する部分が多い分野であり、したがってそれに対する評価の多様性、そして知見を提供してくださる医師の経験、さらにはそれは個人的経験による知見なのか、あるいは医局全体で共有している知見なのか、あるいは統計的なデータに基づき広く認められている知見なのか、そ

の統計の母数や方法はどういうものか、など様々あると思います。そして、その評価自体も様々といったケースも少なからずある中で、それらを ADR においてきちんと評価できるのかという問題があると思います。

したがって、それによって本当に適正で公正な解決を図ることができるのか、ADR は紛争解決があくまで目的ですから、他方では東京三会方式という専門弁護士としての経験的知見を踏まえ、交叉させた上での紛争解決を図る方法がよりいいのか、そのバランスと比較の問題だと思っています。

先ほど松井先生からもご報告がありましたように、代理人からの今回のアンケート結果全体では、第三者医師による助言の必要性を感じなかったとする者が約 78.1％、複数体制に至っては 87％、それからあっせん人からのアンケート結果によると、不要だったと感じている回答が約 90％、複数体制に至っては 96％という結果が出ています。とりあえずの今回の時点での検証ですから、断定的なことはもちろんいえないけれども、東京三会方式はそれなりに成功しているのではないかということを読み取ることができると考えられます。

したがって、この東京三会方式は、もう少し今回の検証から見えてきた点の改善を図りながら、進化させた形をしばらく続けてみる価値はあるし、少なくとも現時点においては、紛争解決モデルとしてはそちらのほうがむしろ有用なのではないかと私は考えております。

大森 ありがとうございました。中山先生は、先ほどご紹介があったように申立代理人として利用されていますが、今の点はどうでしょう。

中山 私も結論からすると、第三者医師による助言の必要性はあまり感じておりません。児玉先生がおっしゃったように、医師が十人十色だというのは私も経験しているところで、仮に第三者医師の知見を求めるとすると、どういう医師にどういう方法で求めるのか、システムとしては非常に複雑で難しいものになるのではないかなと思います。ADR のいいところは、やはりフレキシブルに行うことが非常に大事なわけで、大掛かりな重装備なものは、やはりもう裁判所に行っていただく方が適切ではないかなと思っています。

大森 ありがとうございました。松井先生、先ほどのアンケート結果の中間報告だと、第三者医師の必要性についてある1つの傾向が伺えたように思いましたが、いかがでしょうか。

松井 そうですね。複数体制、特に複数体制のあっせん人では、第三者医師は不要という意見が圧倒的に多かったという結論が出ています。そう考えると、医療紛争の専門性という部分について、医療専門弁護士を使うことで、ある程度補っているのかなという感じもいたします。医療専門弁護士は、医学知識を持っているわけではありませんが、全く経験がない先生よりはわかっているということや、医学知識が必要だなと思ったときに、調べるツールが普段から日常的にあるので、あまり心理的抵抗なく、自分の事務所にある本をちょっと見て行くということもできます。

　あとは、医療紛争の解決には、医学知識そのものも重要ですけれども、それよりも、双方の言い分を正確に理解して、双方の言い分にどのような点でどのぐらいの違いがあるのかという、問題点を整理する能力もきわめて重要ですので、その部分を医療専門弁護士が補っているのではないかと思います。

　それから、複数体制のあっせん人で不要という意見が多いのは、先ほど先生方もすでにおっしゃいましたが、やはり医師の1人に意見を聞いたところで紛争は解決しないということを、普段の仕事からわかっており、ある意味で医師に過度な期待や幻想を持っていないからだと思います。1人の医師の意見を聞けばこの紛争は解決するのだと思えば、やはり専門弁護士であっても聞きたいなと思うこともあると思いますが、自分の担当している事件においても、1人の医師に意見を聞いてすぐに過失の有無に関して明確に分かるという経験はしていません。そういう経験を前提にすると、中立性とか医師の専門領域についていろいろ議論がある中で、第三者医師を東京三会医療ADR制度の中に取り入れることはしなくてもいいのではないかと思います。

　むしろこのまま続けていって、制度が熟してくれば医師を入れるという議論もあるかもしれませんが、今は不要という意見が多いのですから、今後も医師を入れないでやっていくのがいいのではないかと思います。

大森 児玉先生のこの点に関するご意見は、すでに図表から非常によく伝わってきたように思いますが、追加してお願いできますか。

児玉 裁判所の調停委員として出ておられた先生で、比較的ご高齢の医師の方なのですが、非常に的確に論点を指摘された上で、「Messerseite としておわびします」とおっしゃったことがあります。事案の臨床経過とは無関係な先生なんですが深々とその場でおわびをされて、和解解決にすっとつながっていったことがあります。Messerseite というドイツ語の響きが素晴らしい。メスを取る側として、というべきところをそうおっしゃったんですが、本来は紛争解決としては論点整理の調停委員がそんなことをいったら、ちょっと違うんじゃないかと思うわけですが、やはり見識とお人柄が和解に導いていくことはあるのだろうと思います。

　ただ、やはり私は法曹が紛争解決の専門家であり、医師は医療の専門家として関与をしていただく方がよいのではなかろうかと思います。紛争解決の主体として医師が登場してくると、医師対医師の意見対立になったときにはかなりしこりが深く残りますので、難しい問題があるのではないかと懸念します。

大森 ありがとうございました。そうしますと、アンケートの中間報告や、今ここにたまたま登壇している方々のすべてが、東京モデルでは当面、第三者医師の関与は必要性を感じていないということになろうかと思いますが、会場の方で、いやいや、そうじゃない、やっぱりドクターが関与してもらったほうが良いのでは、というようなご意見はおありでしょうか。

岡田 東京弁護士会の岡田康男と申します。紛争解決センターに関与しております。私が医療事件の単独あっせん人をやった経験からいいますと、申立人に代理人が付いていない、そして、申立人は医療知識が全くなく、あっせん人の私も医療知識があまりない（笑）。それで、医療機関が相手方となって手続が進むわけです。

　結局、その事件は、相手方が申立人の希望した和解金を支払い、申立人は相

手方病院で治療を継続するという内容でまとまり、双方理解し合えた形で3回で終わりましたが、第1回目の時点では、問題となっている看護師の事故の前提となる手術自体の過誤、手術後の治療の過誤も論点になりうるのに、その点は損害金算定の根拠の枠外にありました。そこで、申立人に、第三者医師のセカンドオピニオンを取るように助言したところ、その2点で過誤が問題となりうることが指摘されました。そこで、それらの点はグレーゾーンではあるが、相手方を説得する根拠になり、申立人の希望する金額での和解になりました。このように、われわれ素人から見てもいろいろな論点があるときに、その基礎的な論点が一般的にどうなんだろうかという基礎的な医学情報が欲しいわけです。高度に専門的な教学論争ではなくて、両論ありうるか否かといった、入口の基礎的レベルでの医学的見解を知りたい。この事件も、私が疑問に思っていた論点が、グレーの可能性があることがわかり、金額算定の大まかな根拠になったわけです。

　3名体制のときには、セカンドオピニオンの役割をあっせん人の方がなさるのだと思いますが、専門が分化している現在の医療では、必ずしも正確な情報でないこともありうるのか、との疑念も持つわけです。先鋭的な医学論争になる前の段階で収めるという暗黙の合意があるとすると、基礎的見解が公正に示されれば、医学論争を激しくしない形で合意に至れるように思います。1名体制のときには、当然のことながら、申立人の方からしっかりした医学情報を取ってもらわないと、非常に雑ぱくな和解になるわけですね。

　ですから、私は、1名体制のときは、とりわけ医学情報は何らかの形で取れる体制にしたほうがいいと感じています。また、3名体制のときにもあっせん人が補完するかもしれませんが、失礼ながら不完全なこともありうるかなと思っておりますので、もっと何かスマートでシンプルな医学情報の取り方があればと思っております。

大森　ありがとうございました。児玉先生、いかがでしょうか。

児玉　本当に熱意を持って聞いていただける感じがして、とてもありがたく思

うとともに、私は医療機関側の代理人として、やはりADRに関わるときには医療機関側の代理人が適切な情報提供をするという意味で、アメリカ特許法の言い方でいえば duty of candor（誠実説明義務）を医療機関側の代理人がまず果たすべきと自戒をしているところです。

　ただ、公平性という観点で、やはり私は第三者医師は必要かどうかという論点ではなく、どのように活用したらいいのかと。裁判所がずいぶんご苦労されているところですから、どういう手順でどのようにしていけば活用できるのだろうかと。たとえば amicus curiae のような、基礎的な情報を何とか通訳してほしいというところで、争点そのものではなく、そこは通訳をしてほしい、スタンダードな情報は何か教えてほしいというニーズにどう応えていくかというのが大事な課題ではないかと思っています。

大森　ありがとうございました。岡田先生のご経験例は、先ほど松井先生がおっしゃった、「1名体制の多くを占める本人申立てに対してどういった体制を組むのか」という課題と軌を一にするように思いますが、松井先生、いかがでしょうか。

松井　私は、3名体制で本人申立ての事件を担当したことがあります。やはり本人申立ての場合には医療情報が抜けていることは事実です。そういう場合は、先ほどもちょっと申し上げましたが、やはり普段から医療事件をやっていて調べることがあまり苦にならないので、仲裁あっせんを務める以上、その分野に関して本を見ておくということはします。

　そうやって、一般的な医学知識とか、どんな感じの考え方が医療界に存在するのかということを調べて、あっせんに臨みます。それによって過失の有無について判断できるわけではありませんが、どういうところが争点かということは分かるようになります。もちろん医学的な物の考え方には幅があるので、その事件に過失があるか否かということは分かりませんが、それはあっせん人が判断することでもありませんし、ある程度医学的な考え方には幅があるということが分かれば争点が整理できるし、判決を出すわけではないので、あっせん

を進められるのではないかと考えています。

　ただそれは私の経験であり、確かに、当事者からもあっせん人からも第三者医師が必要だと感じた事例があることは事実です。慎重論もあるので、デメリットをどう克服していくのかも考えながら、今後の検討課題とするというのは、まさにその通りだと思っています。

5　医療 ADR の進め方に求められるもの

大森　ありがとうございます。では先に進めさせていただきます。中山先生から、日曜日に1週間おきに期日を設けたという、たとえば裁判所ではありえない非常に柔軟な進行などもお伺いしましたが、進行もさることながら、申立て内容やそれに対応した解決の柔軟性なども、医療 ADR の1つのメリットだと思います。中山先生、医療 ADR に関する和解の内容や解決内容について、何か補足されることはありますか。

中山　裁判所の和解でも、謝罪する、今後再発防止に努力する、などという条項を入れる場合がありますが、それ以上に、より柔軟な進め方が行われると思います。先ほどの例のように、期日の開催日、開催場所の自由性というのもありますし、期日間に病院に双方の代理人が一緒に行って説明を受けるなどというのは、訴訟ではなかなか難しいだろうと思います。それが本当に解決に役立ったというのも素晴らしい経験だと思っています。そんなところです。

大森　ありがとうございました。西内先生のご報告の最後のほうで、民事訴訟と ADR の棲み分けということで、まずは ADR の受入れを試みてはどうかというご指摘もあったように思いますが、その解決内容の柔軟性の観点などから、何かご意見をいただけますでしょうか。

西内　民事訴訟との棲み分けという点につきましては、それも1つの紛争解決のための選択肢であり、そういう観点から選んでくださいということです。選択肢があるという意味においては柔軟性があるのかもしれませんが、手続や解

決方法についての柔軟性というのとはちょっと意味が違う気はします。

大森 質問が不適切ですみません。たとえば西内先生のご経験から、医療ADRでは、バリエーションのある柔軟な申立て内容や和解成立内容がありうる、こういった使い方があるんだよ、といったようなことがあればご紹介いただければと思います。

西内 これは、たぶんあっせん人をされている方はどなたもそのように努められていると思いますが、冒頭にご紹介しました東京三会方式による法的な論点、責任や損害に限らず、申立人はその他の点も含めた不満・不服を申し立てておられるわけですから、法的観点や法的解決のために何が必要かという観点ではなくて、幅広く不満の申立てをお聞きする。そして、それを相手方に伝え、相手方から分かりやすい形で、きちんと説明・回答をいただけるような形に交通整理・調整を進め、法的観点にとらわれず柔軟に当事者の不満をきちんと伝えて対話による形で解決していくというのが、まさにADRの本質だろうと思います。

大森 ありがとうございました。

松井 解決内容の柔軟性ということですが、解決内容というのか、プロセスに関することなのですが、弁護士が入って医療機関側と示談する場合、多くの場合は弁護士同士の交渉になります。そこには、患者ご本人や遺族が入ってくる余地はありません。弁護士同士の話し合いですので、患者や家族を同行するということは非常にまれです。そうすると、弁護士が先方弁護士から聞いてきたことを、自分の事務所で依頼者に伝えるという作業になります。

　ただやはり事案によっては、患者本人やご遺族の中には、紛争解決に自分で強く関与したい、弁護士とともに一緒に解決していきたいという方もいらっしゃいます。しかし、事案としては話し合いで終わるべき事案で、裁判所に持っていく事案ではないという場合にADRはとても適していると思います。必ず

本人を同行して、本人にもお話いただく場をつくります。同席であればダイレクトに先方に伝わりますし、別席であっても必ずあっせん人から伝わります。

そういうプロセスを経た上で、ある意味でそういうプロセスを経ないと、やはり生命・健康侵害事件は解決しない。解決までのプロセスが患者本人・ご遺族にとっては大事ですので、そういう意味で医療ADRは適しているのではないかと思っています。

大森 やはり当事者の解決への熱意が大事であり、プロセスなり、解決内容なりが適正・柔軟なシステムたりうるといったまとめでよいかと思います。

では、最後になりますが、パネリストの方にお伺いしていきたいと思います。渡部先生、日弁連のお立場から、医療ADR制度の利用目的や、望まれるところについて、何かご指摘いただければと思います。

6 医療ADR制度の利用目的

渡部 ただいまお聞きになったように、東京三会のADRのモデルは大変柔軟な手続で、「信頼に値する制度」ではないかと思っています。

今までの議論の中で出てきたとは思うのですが、説明会の代わりに医療ADRの仕組みを利用するというのも1つの手立てであろうかと思います。患者側からすると、負け筋の事件というのがあるかどうか分かりませんが、その場合でも医療ADRを用いて説明してもらうというのは、1つの手立てとしてありうるかなと私は思っています。弁護士会医療ADRにおいては、患者側ばかりでなく医療機関側が説明会の場所として利用することも、1つの方法であり、双方にとって、満足が得られる制度であろうと思っています。

先ほどの第三者の医師による助言の必要性についてですが、私は当面のところはいらないと思っております。なぜかと申しますと、東京地裁の裁判官の方と2009年に特別研修を行ったのですが、東京地裁が鑑定をする事件は、全審理件数のは5％未満であり、争点整理のために調停に付するのも5％未満、医者の専門委員を入れるのも5％未満です。裁判所でも鑑定の仕方（「カンファランス鑑定」）などについて、いろいろと論文はあるのですが、実際のところは

あまり行われていないというのが実情です。

　そうしますと、ADRにおいて解決できるものについて、第三者の専門家がとりたてて必要かなと思っているところです。第三者医師はまったく必要ないとはいいませんが、少なくとも鑑定的な利用方法は、今のところ必要ないのではないかと思います。

　患者側の大変有能な先生、それから医療側の有能な先生がいて、そして中立的な仲裁人というものがいて、社会的に見て、利用者の側から、大変公平で、公正な機関だと思ってもらえれば、おそらくは様々な医療紛争が、弁護士会医療ADRにおいて解決できるのではないかと思っております。

大森　ありがとうございました。中山先生はいかがでしょうか。

中山　申立代理人の立場から申し上げますと、この制度は非常に使い勝手のよい制度ではないかと思っております。先ほど松井先生がおっしゃったことは非常に重要で、当事者が解決のプロセスに参加できるというのがとても大事なことだと思います。裁判でも、早い段階から弁論準備手続に付され、本人も出席することが多いですが、裁判官に発言を促されてもなかなか裁判所で発言はできないものです。ADRであれば、あっせん人が話しやすい雰囲気の中で、時間をかけて丁寧に聞いています。

　ですので、わりと被害感情が強いケースであっても、最初の相談の段階で申立代理人の方がいろいろ整理をするというステップがあり、さらにあっせん人に話を聞いてもらうことで整理をするという次のステップがあり、だんだんに気持ちが整理されて、解決の階段を上っていくというのを、すぐそばで感じることができました。それはとても大事なことではないかと思います。私の2件の例では、本人にとっても満足度が非常に高くて、代理人としてはとてもうれしかったケースです。

大森　ありがとうございました。西内先生、お願いいたします。

西内　やはり医療 ADR である以上、会場の皆さんもたぶん今日のテーマの中で一番ご関心を持たれているのは、第三者医師の医学的知見の導入の点であろうと思っております。もちろん私もまったくその必要がないとか、これからもそういうことは行わないということを申し上げているわけではありません。求められている「最終目的」としての「紛争解決」のために何が必要なのか、そして今われわれにできることは何なのか、という観点から考えざるをえず、その中でよりベターなものを選択し、それをより高めていくことこそが重要であると考えております。

　ADR ですべてのものを解決できるわけではありませんし、ましてや 1 つの ADR 機関がすべてを解決できるものではなおさらない。その中で医学的知見を導入することのメリット・デメリットと、先ほど児玉先生が東京三会方式の特徴の 1 つを説明されたとおり、「紛争解決」という目的から見たとき、東京三会方式の特徴との比較において、メリットが大きいのはどのような方法であるのかという観点、今回のアンケート結果から見たとき、東京三会方式の改善を図りながらもう少し推進するほうが、今のところはよりメリットが大きいのではないかと、われわれとしては考えているということです。その点は誤解のないようによろしくお願いいたします。したがって、今後の状況や事情の変化などにより、東京三会方式の制度設計の変更も当然のことながら十分にありうることであり、まさに ADR 機関として謙虚かつ柔軟に対応していきたいと考えております。

大森　ありがとうございました。松井先生、どうぞ。

松井　利用者の皆さんには、新しい紛争解決制度が 1 つできたと思っていただければ幸いです。万能ではないけれども、今後育てていけば大きく育つのではないかと。そのときに、やはり専門弁護士が入ることで、小さな簡易裁判、ミニ裁判所のようなものができたとは思っていただきたくない。医療 ADR は、あくまでも話し合いの場です。

　話し合いを進行するにあたってやはり一番大事なことは、相互に相手が何を

言っているのかきちんと理解して、自分の意見と相手の意見がどの点についてどのぐらい違っているのか、その距離をきちんと正確に認識することだと思います。私たちはそのお手伝いをさせていただくことになります。

　違いを認識した段階で、ADRを成立させるのか、それともやはりやむをえないとして訴訟にいくのかは、事案によってケース・バイ・ケースだと思いますけれども、そういう話し合いを行う場としての制度を私たちは目指しています。今までその部分に関して、私たちの考えが利用者の皆さんに伝わっていないところもありましたので、今後は私たちがどういう制度を目指していくのかというのをより分かりやすい形で提供していき、それとともに私たち自身のあっせん人としてのスキルも上げなければいけないと思っております。

大森　ありがとうございました。児玉先生、いかがでしょうか。

児玉　病院側の代理人として、説明会は本当に祈りのようなものだと思って務めさせていただいておりましたが、ADRもやはり紛争解決と医療者と患者の相互理解のための祈りのようなものだと思っています。

　私はヘビーユーザーとして使わせていただく機会が多くて、先生方にいろいろお世話になると思いますが、今後ともぜひよろしくお願いします。「人は褒めて育てよ」という言葉がありますが、とりわけ渡部先生には上手に褒めていただきながら、私は育てていただいたような気がしています。ユーザーのいろいろなご批判を受け止めながら、支え合いながら、ADRがますます育っていくことを期待しております。

7　質疑応答

大森　ありがとうございました。登壇している私たちの側としては、やや美しくまとまった感もありますが、今まで論点として挙げられなかった点も含めて、会場の方で質問やご意見あればお願いいたします。

伊藤　東京弁護士会の紛争解決センターの委員の伊藤です。2点申し上げたい

のですが、お話の中で、東弁の場合には非常に1名体制が多いというご指摘がありましたが、そのことについての若干のコメントです。申立て事件の中には、相手が、鍼灸師、歯科医師、あるいは美容整形医で、代理人が付かない本人申立てというのがあります。こういった問題では、治療の結果が悪いことに対して感情的なことがたくさん書いてあります。

これは一般的な先生方が3人で事情を聞くよりも、じっくりと1人で聞いた方がいいのではないかという場合があります。つまり、3人が前にいますと、本人の立場からすると誰にコミュニケートしていいか分からない。そういう事例は本人の話をよく聞いて、まず感情を受け止めることが大事だと思います。そういう場合には、やはり1人体制もいいのではないかと思います。

もう1つは、先生方がおっしゃったコストの問題ですね。たとえば中山先生が紹介された事例は、50万円が和解金だったわけですが、成立手数料は4万円です。2回で解決していますから、手数料は一期日1万円で計2万円。つまり、本人から弁護士会に入るのは6万円なんです。

ところがあっせん人の先生方に払うのは、3人に1万円ずつですから、2回ですと期日手数料が6万円、それから成立時に3人の先生それぞれに10万円ずつですから30万円。合計36万円、つまり弁護士会は6万円の収入で36万円の支払いです。

弁護士会ですから儲ける必要はないのですが、やはりどうしても長期的な経済的バランスが必要です。東弁の場合、件数が41件あり、東京三会の中で圧倒的に多いので、事務局が経済的負担するわけではないのですが、やはりちょっとこれはという感じを持っています。ですから、長期的には、一般の先生が3人付く場合には、申立手数料を5万円ぐらいにしてもいいのかなと、私個人は思っています。

それから第三者医師の関与ですが、確かに、鑑定意見というような形で来ていただくことはちょっとふさわしくないし、難しいと思います。しかし、当事者の方の中には、何でこうなってしまったのか、自分には考えもつかないことが起こったので、機序について十分な説明をしてほしいという申立てをする方があると思います。先生方の扱ったものは、ほとんど機序については争いがな

い事案ですから必要なかったのですが、何でこうなったかということに関しては、やはり機序に関する医学的な説明をしてあげないと、次に進まないという事案もあると思います。

　そういうケースの場合は、1つ提案ですが、児玉先生は医師の資格もお持ちですけれど、最近はロースクール制の結果で資格を持った弁護士がおられ、東弁にも何人かいて、われわれの委員会にも、外科の臨床経験のある弁護士がADRに非常に関心を持って参加しています。そういった医師兼弁護士の資格を持っておられる先生方を、どこかから呼んでくるというのでなくて、もう少し簡便に、鑑定意見として出しゃばって言われても困るのですが、一般的な機序をいっていただいたほうが役に立つ場合はあるのかなという感じを持っております。以上です。

大森　ありがとうございました。3つの問題が含まれているように思われますが、まず最後のダブルライセンサーの方の関与に関して、ちょっと児玉先生のお名前も挙がっていましたので、何か児玉先生、ご意見はおありですか。

児玉　私は弁護士としても至らぬものではありますが、もはや臨床に関わる医師ではありません。以上です（笑）。

大森　松井先生、お願いします。

松井　確かに方法論として、第三者の医師を関与させるという方法もあるのはご指摘のとおりだとは思います。ただ、今現在の方法としては、やはり機序について問題があるときには、まず医療機関側にきちんと説明を尽くさせることだと思うのですね。

　本人の場合、医学的知識もないので、ただぼーっと聞いてしまって、何を説明されたのか分からないという事態になりますので、医療事件を専門としている弁護士が、たぶんここは本人には分かりにくいところなので、もうちょっとここをきちんと説明してくださいとか、口頭だけでは分からないのでこの部分

はペーパーを出してくださいとか、より分かりやすい説明を促すということをまず試みたらいいと思います。

　それでも解決がつかない事件があるのではないかというご指摘はそのとおりかもしれませんが、かなりのものは医学的機序については説明をきちんと尽くさせることでカバーできるのではないかと思っております。

大森　ご指摘のうち一番目の、1名体制にしたものは事案に応じてそうしたんだというご指摘はそのとおりで、先ほど児玉先生もおっしゃっていたように、頭数ばかりというよりは、その事案に応じた体制を組む必要性があるということで、登壇側の報告や意見と何も齟齬はないと理解しております。2番目の、東弁紛争解決センター側からのお立場ということで、コストに関する率直なご指摘について、西内先生、ちょっと何かご意見おありでしょうか。お金の問題についてですが……。

西内　いや、お金の問題については、私は語る立場にありません。ADRを主宰されているのは東弁の紛争解決センター、一弁・二弁の仲裁センターであり、私どもはそこに患者側の経験豊富、医療側の経験豊富な各あっせん人を三会医療関係事件検討協議会の委員の中から送り込んでいるというだけの立場です。料金をいくらにする、あるいはコストはどうするということについては、私どもで決められる問題ではありませんので、発言は控えさせていただきます。

大森　了解しました。はい、渡部先生。

渡部　これは仲裁センターや紛争解決センター内部の運営の問題であり、ここで議論すべき事柄ではないと思いますので、話題として取り上げなくともよろしいと思います。

大森　そういうことでよろしいですね。ほかにご質問はございますか。はい、

中村先生。

中村 二弁の仲裁センターの委員をしています中村です。私は、制度や手続を運営する視点から少し意見を述べさせていただきます。弁護士会 ADR には、私も長い間関わっておりますが、基本的に ADR というのは、あっせん人の選任の段階、あるいは第 1 回期日から始まるのではなく、申立ての段階あるいはその前の手続の相談の段階から始まります。そして、制度を運営する側のすべての者が、この部分で利用者にどう関わるかが非常に重要な課題であるとの認識をしっかり持つことが基本だと思います。

　先ほどの 1 名制、2 名制、3 名制の問題、あるいは応諾・不応諾の問題、あるいは医師の関与、医師とは限らないでしょうから医療者の関与といった問題は、実はこうした入口段階で、しっかり利用者と向き合って、その方向性を検討すべき課題だと思います。たとえば、医療者が、受付時の相談に関与するということもありうることで、別にあっせん人や専門委員としての関与だけが唯一の方法ではないと思います。

　そういう点でやはり、二弁の場合は、先ほど言葉を出していただきましたが、手続管理者という制度を設けて、申立ての段階で、仲裁センター運営委員会の委員が、第 1 回期日開催までの世話係を引き受けています。たとえば、まずは、申立人の方が代理人の付かない患者さん本人だったら、場合によって手続相談という形で、どういうニーズを持っていらっしゃるかとか、事案の内容をご説明いただいて、利用しやすくする工夫をしています。

　そして相手方の手続への参加の呼びかけですが、私も何件か手続管理者として関わって、顧問弁護士から応じるなといわれたとかで、断られたりしていますが、来てみるだけでも来てくださいと説得を試みています。その努力をあっせん人の方がやるのは、中立性の観点からもなかなか難しいだろうと思っています。1 名制、2 名制、3 名制も、利用者の希望や事案の内容を踏まえて、手続管理者が基本的に選択しています。制度の維持費用の問題も関係しますが、利用者の視点からのきめ細かい対応が必要だと思います。

　それから、先ほど西内先生は、私見ということでしたが、訴訟と ADR の棲

み分けということをおっしゃいました。しかし、利用者は、法的に判断してほしいということだけでなく、謝罪をしてほしい、話を聞いてほしいなど様々なニーズを複合的に持っているわけですから、制度を固く作って、これは対応できる、これは無理とか、振り分けをするのではなく、ADRとしては、まずはいろいろな物を取り込みながら、利用者の多様なニーズの充足のためにどの部分までの役割を担えるのか、訴訟には何を期待するのかといった相互乗り入れの発想でいくべきかと思います。手続管理者や手続相談もそうしたマルチドアの一環であり、また、あっせん人もそうした意識を持つ必要があると思います。

　その意味で、別にADRに持ち込まれたら必ず解決するなどと考えるのではなく、話し合いの場を作ることだけでもいいのではないかと思います。

　先ほど、裁断型ADRと対話型ADRの棲み分けというお話も出ましたが、そうではなくて、目の前のケースで、何が求められているのかを探りながら、ADR機関あるいは弁護士自身が役割を限定せずに、様々なものを取り込み、柔軟に対応をできる視点をしっかりと持ち、しかし一方で、ADRでは解決困難な事実認定や法的評価を問題とせざるをえないケースは訴訟に委ねるといった、多面的な関与が求められていることを認識しておくことが重要と思います。

大森　ありがとうございました。パネラーの先生方、よろしいですか。会場の方から、ほかには特によろしいでしょうか。それでは時間を過ぎてしまいましたが、パネラーの先生方、どうもありがとうございました。本日はこれで終わりたいと思います。

資料目次

- 資料 *1* 診療経過一覧表…152
- 資料 *2* 診療経過一覧表の作成について…154
- 資料 *3* 争点整理表…155
- 資料 *4* 診療行為に関連した死亡の調査分析モデル事業
  標準的な流れ…156
- 資料 *5* 診療行為に関連した死亡の調査分析モデル事業
  評価結果の概要…162
- 資料 *6* 医療の安全の確保に向けた医療事故による死亡の原因究明・
  再発防止等の在り方に関する試案―第三次試案…164
- 資料 *7* 医療安全調査委員会設置法案(仮称)大綱案…178
- 資料 *8* 医療 ADR 事件一覧　東京弁護士会分…190
- 資料 *9* 医療 ADR 事件一覧　第一東京弁護士会分…192
- 資料 *10* 医療 ADR 事件一覧　第二東京弁護士会分…193
- 資料 *11* 東京三弁護士会医療 ADR 仲裁解決事例報告書…194
- 資料 *12* 紛争類型別受理事件一覧表…237
- 資料 *13* 紛争類型別解決事件一覧表…238
- 資料 *14* 医薬品副作用被害救済制度・生物由来製品感染等
  被害救済制度の給付一覧…239

資料1 診療経過一覧表

平成○年(ワ)第○○号損害賠償請求事件

作成履歴

作成年月日	作成者	摘要・備考
H17.5.18	被告	被告初回作成
H17.7.15	原告	反論欄:初回作成
H17.9.14	被告	診療経過欄:追加記入(下線部分)
H17.10.28	原告	反論欄:争いのない部分を削除、追加記入(下線部分)
H17.12.3	原告	診療経過欄:追加記入(下線部分)

被告の記載 / 原告の記載

日時	診療経過(入通院状況・主訴・所見・診断)	検査・処置	証拠	原告の反論	証拠
H16.2.22 初診	子宮頚部は白色上皮を伴うポリープ状で粗造。ECHO上子宮頸管内膜1.1cm。子宮内膜2.0cmと肥厚。	超音波検査	乙A1 P 26		
H16.2.27	手術を予定		乙A1 P 4		
H16.2.24	直腸診・超音波診断:子宮癌第Ⅲ期	膣洗浄CM膣錠1錠 超音波検査	乙A1 P 6		
H16.3.3		DIP(腎盂造影) 肺機能検査	乙A1 P 7		
H16.3.4	「下腹部が痛む」との訴えあり	MRI(核磁気共鳴検査)	乙A1 P 5, 15		
H16.3.5 入院		注腸検査	乙A1 P 7		
H16.3.7	全身良好。訴えなし		乙A2 P 12	「お腹が痛い」との訴えあり	乙A2 P 21
H16.3.8		CT			
H16.3.10	手術承諾		乙A2 P 12		
H16.3.11 手術	広汎性子宮摘出術 術者:○○・△△・□□		乙A2 P 9		
9:30	出血量1,300ml 輸血:濃厚赤血球・凍結血漿 手術は取り残しなし。しかし出血多く止血せず。 子宮はとれており,そこから止血操作を始めた。 患者には著変なし。		乙A2 P 7, 9	止血操作を始めたのは12:17 患者の容態は悪化していた。血圧92/60	乙A2 P 24 乙A2 P 18 乙A2 P 9
13:42	出血量が多いため,ガーゼ3枚を投入。出血とまる。 止血可能と考え,ガーゼを外す		乙A2 P 9		
21:30	死亡				

事実経過について客観的証拠がある場合は、「証拠」欄に書証番号を記入してください。 書証が複数ページにわたる場合には、ページ番号を引用して下さい。

日時	診療経過 (入通院状況・主訴・所見・診断)	検査・処置	証拠	原告の反論	証拠

【作成手順の一例】

①原告：原告の反論欄に記入

日時	診療経過	検査・処置	証拠	原告の反論	証拠
H16.3.11 9:30 手術	出血量1,300ml 輸血：濃厚赤血球・凍結血漿 術後診断：体癌Ⅱ期 子宮はとれており,そこから止血操作を始めた。 患者には著変なし。		乙A2　P7,9	止血操作を始めたのは12:17 患者の容態は悪化していた。 血圧92／60	乙A2　P24 乙A2　P18 乙A2　P9

②被告：診療経過欄に記入

日時	診療経過	検査・処置	証拠	原告の反論	証拠
H16.3.11 9:30 手術	出血量1,300ml 輸血：濃厚赤血球・凍結血漿 術後診断：体癌Ⅱ期		乙A2　P7,9	止血操作を始めたのは12:17 患者の容態は悪化していた。 血圧92／60	乙A2　P24 乙A2　P18 乙A2　P9
12:17	子宮はとれており,そこから止血操作を始めた。 患者には著変なし。 血圧92／60		乙A2　P9,24		

③原告：原告の反論欄を整理

日時	診療経過	検査・処置	証拠	原告の反論	証拠
H16.3.11 9:30 手術	出血量1,300ml 輸血：濃厚赤血球・凍結血漿 術後診断：体癌Ⅱ期		乙A2　P7,9		
12:17	子宮はとれており,そこから止血操作を始めた。 患者には著変なし。 血圧92／60		乙A2　P9,24	患者の容態は悪化していた。	乙A2　P18

(出所：判例タイムズ1237号84-85頁)

資料2　診療経過一覧表の作成について

医療集中部（民事14部、30部、34部、35部）

以下の点に留意して，診療経過一覧表を作成してください。なお，この作成について疑問がある場合には，裁判所にお尋ねください。

1. 記載すべき内容
   (1) 診療経過一覧表は，客観的な診療経過を一覧的に明らかにすることを目的としています。したがって，診療経過や看護記録等に基づいた客観的事実を記載し，評価にわたる事柄（過失，因果関係等に関する評価）は準備書面において主張してください。
   (2) 客観的な証拠による裏付けについては，「証拠」欄に証拠の番号及び頁数を記載してください。
2. 一般的な作成手順
   (1) まず，患者の診療に携わった被告側が，原則として第1回弁論準備期日までに，原案を作成して提出していただくようお願いします。なお，裁判所にひな形のデータがありますので，これを利用していただくこともできます。
   　　ただし，この段階では，原告の訴状に記載された過失及び因果関係の主張に応じて，被告において重要と考える診療経過を中心に記載し，本件と関係が薄いと考える診療経過については簡潔に記載していただくことで結構です。
   (2) 原告は，(1)により被告が記載した診療経過について争うべき点がある場合は，その点について原告の主張する客観的経過を，「原告の反論」欄に記載してください。
   (3) 被告は，(2)により「原告の反論」欄に記載された診療経過のうち争わない診療経過を，「診療経過」欄に改めて記載してください（「原告の反論」欄はそのまま）。
   (4) 原告は，(3)の記載を受けて，「原告の反論」欄の記載を整理してください（「診療経過」欄はそのまま）。
   (5) 追加訂正をした場合は，その箇所を明らかにするためにアンダーラインを引いてください。
   (6) 「診療経過」欄は被告側のみが，「原告の反論」欄は原告側のみがそれぞれ手を加え，互いに相手方の欄には手を加えないようにしてください。
   (7) 別紙に診療経過一覧表の一例及び(2)ないし(6)の作成手順の一例を示します。
3. 診療経過一覧表の提出及び交換は，電磁データ（フロッピーディスク又は電子メールの利用）によってください。
   　また，提出する際には，診療経過一覧表に表紙を付して，作成日時，作成事項等を記載して，履歴を明らかにしてください。
4. 完成した診療経過一覧表は，争点整理手続が終結した段階で，当事者の陳述として調書に添付することを予定しております。
5. 必要に応じ，別途，検査数値のみを記載した検査結果一覧表や，投薬一覧表などの作成をお願いすることがあります。

以上

【診療経過一覧表作成の一般的な流れ】

医療側（被告）
　① 「診療経過」欄への記入
　③ 「原告の反論」欄のうち争わない事実を「診療経過」欄に記入
　　　　　電磁データの交換
　② 「原告の反論」欄に，原告が主張する事実を記入
　④ ③に応じて，「原告の反論」欄の記載を整理
患者側（原告）

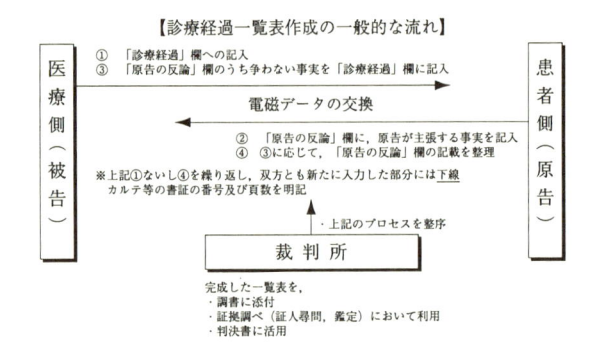

※上記①ないし④を繰り返し，双方とも新たに入力した部分には下線
　カルテ等の書証の番号及び頁数を明記

・上記のプロセスを整序

裁判所

完成した一覧表を，
・調書に添付
・証拠調べ（証人尋問，鑑定）において利用
・判決書に活用

（出所：判例タイムズ1237号86頁）

資料3 **争点整理表**

（最判平成11年2月25日民集53巻2号235頁の事案を参考に作成したもの）

原告らの主張	被告の主張
争点1　平成14年1月5日，肝細胞癌を疑い精密検査等をすべき義務の存否	
①患者は，遅くとも昭和55年からC型肝炎であったこと，②平成10年から被告病院で経過観察を受けており，平成13年11月5日時点では，AFPは97であって，平成14年1月5日には，156と増加しているところ，一般的に，AFP値が急激に増加した場合には，200に達しなくとも，肝細胞癌の可能性は高いと解されること，③患者が，平成14年1月5日以前に超音波検査をしたのは，平成13年9月8日であって，約4か月前であること，④超音波検査は無侵襲で，小腫瘤の検出に優れていることからすると，被告担当医としては，平成14年1月5日の時点で，少なくとも，超音波検査をすべき義務があったのに，これを怠った。	患者の症状の経緯，超音波検査の一般論は認めるが，その余は争う。 　一般に，AFP値が200以上で肝細胞癌を疑うべきであって，平成14年1月5日の時点で，超音波検査等の検査をしなかった，被告担当医の判断が不適切とはいえない。 　なお，原告らが主張するように，AFP値の経過を考慮すべきであるとすると，超音波検査上肝細胞癌が認められなかった平成13年9月8日のAFP値が115であって，それが後に下がっていることも考慮すべきであって，そうすると，平成14年1月5日，数値が一定上がったとしても，その時点で，超音波検査をしなかった，被告担当医の判断は合理的である。
争点2　争点1の義務違反と患者の死亡との因果関係	
被告担当医が，平成14年1月5日，超音波検査を実施していれば，その頃，初期の肝細胞癌を発見することができ，手術によって根治が可能であって，少なくとも，患者の平成15年3月3日の死亡を避けることができた。	原告らの主張は，否認，ないし，争う。 　平成14年1月5日，3月3日のAFP値からすると，同年1月5日の時点では，肝細胞癌は発症していない，或いは，発症していたとしても，超音波検査で発見できない程度の微細なものだったから，当時，超音波検査をしても，発見できなかった。 　また，仮に，発見できたとすれば，それが初期であって，手術によって根治ないし延命が可能であったかは不明である。
争点3　争点1の義務違反がない場合の患者の死亡を避ける相当程度の可能性の有無	
争点2の場合，仮に，患者の平成15年3月3日時点の死亡を避ける蓋然性が認められないとしても，その相当程度の可能性はある。	争点2と同様の理由で，死亡を避ける相当程度の可能性もない。

（出所：判例タイムズ1237号87頁）

資料 4 診療行為に関連した死亡の調査分析モデル事業　標準的な流れ

$$\left. \begin{array}{l} \text{平成 17 年 8 月 30 日} \\ \text{平成 19 年 3 月 31 日　改正} \\ \text{平成 20 年 2 月 5 日　改正} \\ \text{平成 21 年 2 月 24 日　改正} \\ \text{平成 21 年 4 月 27 日　改正} \end{array} \right\}$$

I　事業の趣旨、目的

　医療の質と安全性を高めていくためには、診療行為に関連した死亡について、臨床面及び法医学・病理学の両面からの解剖所見に基づいた正確な死因の究明と、診療内容に関する専門的な調査分析とに基づき、診療上の問題点と死亡との因果関係とともに、同様の事例の再発を防止するための方策が専門的・学際的に検討され、広く改善が図られていくことが肝要である。

　そこで、医療機関から診療行為に関連した死亡について調査依頼を受け付け、臨床医、法医及び病理医を動員した解剖を実施し、更に専門医による事案調査も実施し、専門的、学際的なメンバーで死因究明及び再発防止策を総合的に検討するモデル事業を行うものである。

　現代の医療は多くの医療者が関与するシステムとして運用されていること、そして、個々の医療者は人間でありミスはあり得ることから、個々の事故事例等をもとに強靭なシステムを構築していくことが医療にとって最重要課題であることは、先進国の一致した考えである。

　先に述べたとおり、当該モデル事業は、患者遺族及び依頼医療機関に適正な死因究明及び医療の評価結果を提供することによって医療の透明性の確保を図るとともに、医療安全の向上の一助となることを趣旨目的とするものであって、関係者の法的責任の追及を目的とするものではないことに十分留意すべきである。

　なお、本記載は、各モデル地域において、その実情に応じて細部について適宜変更することは差し支えない。ただし、当該モデル事業が成功するためには、患者遺族及び依頼医療機関への適切な情報提供をはじめ、当該モデル事業の意義について広く国民の理解を得る必要があることから、公平性・透明性にはことさらの配慮が求められることは言うまでもない。

II　現行の法律、制度との関係

　当該モデル事業は、死因が一義的に明らかでない死亡や診療行為の当否が問題となる死亡を対象とすることになるが、もとより当該モデル事業は、医師法 21 条等の異状死届出制度について何ら変更を加えるものではない。すなわち、死体を検案した医師において異状死であると認めた場合には、直ちに所轄警察署に届け出る義務があり、これは診療を受け

ている間の死亡についても何ら例外ではない（最高裁平成 16 年 4 月 13 日判決）。
　ただし、適正な死因究明及び医療の評価を行い、それを遺族及び依頼医療機関に供することによって、医療の透明性の確保と医療安全の向上の一助となるという当該モデル事業の趣旨目的にかんがみ、警察に届け出られた事案についても、司法解剖とならなかった場合で、当該取扱規定に合致するものは、当該モデル事業の対象とすることができることとする。

Ⅲ　事業の体制組織
　本事業の組織体制は、中央事務局とモデル地域のそれぞれについて、次のとおりとする。
１．中央事務局
　社団法人日本内科学会に中央事務局を設置する。
　中央事務局には、運営委員会を設置する。各委員会の委員は別に定める。
　中央事務局長が当該モデル事業の管理、運営に当たる。
２．モデル地域
　中央事務局がモデル地域を指定し、モデル地域と調整の上、必要な経費の支払い等を行う。
　モデル地域においては、関係学会、大学、都道府県医師会、都道府県等の協力を得て、受付・調査、解剖、評価を担当する部署又は担当者を定め、中央事務局に登録する。

Ⅳ　事業の内容と手順

１．事業内容

（１）事業内容
　全国数カ所のモデル地域において、診療行為に関連した死亡の調査依頼を受け付け、死因を究明し診療行為との関連性を評価し、地域評価委員会が評価結果報告書を作成し、依頼医療機関と患者遺族に報告する。また、中央に運営委員会を設置し、モデル事業実施上の課題等を踏まえて、運営方法等を検討する。

（２）対象事例数
　年間約８０例を想定。モデル地域は適宜実施状況を中央事務局に報告し、予定数を終了した場合は、当該年度における事例の受諾を終了する。

（３）モデル地域
　平成 21 年 2 月現在、札幌地域、宮城地域、茨城地域、東京地域、新潟地域、愛知地域、大阪地域、兵庫地域、岡山地域、福岡地域にて実施。

２．事業にかかる業務と手順
（１）モデル地域
１）受付・調査
ⅰ）業務体制

① 総合調整医
   総合調整医は、必要に応じて調整看護師に指示を与え、当該モデル事業の中心的役割を果たす。
② 調整看護師
   調整看護師は総合調整医との連携を図り、当該モデル事業の中心的な役割を果たす。
   調整看護師は時間給で雇うか、非常勤で中期的に雇用するか、医療機関のリスクマネージャー等を活用するか等は、地域の実情に即した方法で行う。
   なお、調整看護師は当該モデル事業において重要な役割を担うこととなるため、十分な研修等が必要である。
③ 臨床立会医
   臨床立会医は、関係診療科を専門とする医師とし、調整看護師との連携を図り、臨床面での調査に当たる。

ⅱ）業務手順
① 調査受付窓口にて、医療機関からの依頼電話を受け付ける。受付時間は、各モデル地域においてあらかじめ決め、周知した時間内とする。
② 当該モデル事業の対象とする事案については、取扱規定の内容についての同意を踏まえた依頼書、患者遺族の同意書、事案報告書、調査分析に必要な資料等の速やかな提出を求める。複数の医療機関にわたって医療行為が行われており、それぞれ調査が必要な場合は、主たる依頼医療機関から関係する他の医療機関の依頼を得る。
③ 当該モデル事業の対象とならない事案については、その旨を依頼医療機関に文書にて連絡する。
④ 臨床立会医、調整看護師が診療録、画像などの確保と調査や聞き取り
   等、原因究明及び診療行為との関連の評価等に必要な事項について、臨床面からの調査を行う。
⑤ なお、警察との連携を図るため、総合調整医と警察との間で、あらかじめ、相互の連絡先、異状死の届出先など、当該モデル事業を開始するために必要な事項について協議するとともに、平素から緊密な連絡体制を確立しておくことが重要である。

ⅲ）業務内容
① 総合調整医
   ・ 調査分析依頼に関し、依頼医療機関からの情報等に基づき、あらかじめ取りまとめた「取扱規定」等を踏まえて、受諾の可否について判断を行う。
   ・ 患者遺族及び依頼医療機関との連絡調整、相談を行う。
   ・ 関係診療科臨床評価医との連絡調整を行う。
   ・ 異状死の届出対象となる事案については、直ちに警察に届け出るよう医療機関へ助言する。
② 調整看護師
   ・ 窓口業務を行う（医療機関からの依頼電話の受付、モデル事業申請書の受付、取扱規定の内容について医療機関の同意を得る）。
   ・ 必要に応じ、患者遺族、依頼医療機関に対し当該モデル事業について説明を行い、問い合わせに対応する。

- 患者遺族及び依頼医療機関との連絡調整、相談を行う。
- 総合調整医（ないし法医又は病理医）へ連絡し、受諾の可否について判断を仰ぐ。
- 受諾可否について依頼医療機関に連絡し、医療機関依頼書、患者遺族同意書、事案報告書、調査分析に必要な書類等の提出を求める。
- 臨床立会医との連絡調整を行う。
- 患者遺族に対し聞き取り調査を行う。
- 臨床立会医を支援し、医療機関における診療記録等の確保、聞き取り調査を行う。
- 資料の整理を行う。

③ 臨床立会医
- 患者遺族に対し聞き取り調査を行う。
- 医療機関から提出された診療記録等の調査、聞き取り調査を行う。

２）解剖

ⅰ）業務体制

　解剖は、解剖担当医（法医、病理医）及び、関係診療科の臨床立会医（臨床評価医の兼任も可）の下で行うこととし、原則として当該事案が発生した医療機関以外の医療機関に所属する者とする。原則として患者遺族（又はその代理人を含む）、依頼医療機関からの解剖立会は認めない。

ⅱ）業務手順
① 受付時間、当番等については地域ごとにルール化し、あらかじめ周知しておく。
② 解剖を行うにあたり、解剖に必要な事項について医療機関から提出された診療記録等の調査や聞き取りを行う。
③ 解剖を行う。薬物検査が必要な場合には、検査を行うか、検査可能な機関に依頼する。
④ 死体検案書、解剖結果報告書を作成する。
⑤ なお、解剖した結果、死体について犯罪と関係のある異状があると認めたときは患者遺族、依頼医療機関に対し速やかにその旨を伝えた上、死体解剖保存法第11条に基づき警察に届ける。

ⅲ）業務内容
① 総合調整医
- 解剖担当医、関係診療科臨床立会医との連絡調整を行う。

② 調整看護師
- 解剖担当医、臨床立会医との連絡調整を行う。
- 解剖と患者遺族に対する解剖結果の説明に立ち会う。
- 検体の送付を行う。
- 資料の整理を行う。

③ 解剖担当医（法医、病理）
- 依頼医療機関と協議の上、解剖実施の段取り（遺体搬送等）について連絡調整を行う。
- 解剖に必要な事項について医療機関から提出された診療記録等の調査や聞き取りを行う。

- 患者遺族からも訴えを聴き、それから解剖の説明を行う。その際、解剖を実施した施設における臓器、検体の保存方法等についても説明する。
- 解剖を行う。
- （執刀医）解剖当日に死体検案書（埋葬許可証に添付するもの、暫定診断や死因不詳も可）を作成する。死体検案書は患者遺族、依頼医療機関に渡し、結果を伝える。(解剖結果の説明を踏まえ、依頼医療機関の主治医に死亡診断書を作成してもらい、患者遺族に渡す場合もある。)
- 死体検案書の修正が必要な場合には、後日、役所、役場に差し替える。患者遺族が修正された死体検案書を希望した場合には、後日、渡す。
- 解剖所見を整理、検討し、医療行為との関連性等を含む解剖結果報告書を作成し、関係診療科の臨床立会医等、病理医、法医の三者が署名した上で評価委員会に提出する。

④ 臨床立会医（関係診療科）
- 解剖に必要な事項について医療機関から提出された診療記録等の調査や聞き取りを行う。
- 解剖に立ち会う。患者遺族に対する解剖結果の説明にも立ち会うことが望ましい。
- 解剖所見を整理、検討し、医療行為との関連性等を含む解剖結果報告書を作成し、関係診療科の臨床立会医等、病理医、法医の三者が署名した上で評価委員会に提出する。

3）評価
ⅰ）業務体制
　総合調整医、調整看護師、法律関係者をコアメンバーとし、解剖担当医及び複数の関係診療科の臨床評価医等を加えた必要人数で構成された地域評価委員会を設置する。
ⅱ）業務手順
① 患者遺族及び依頼医療機関に対しては、第一回目の地域評価委員会開催前に、何らかの形で連絡を取り、疑問等の有無を確認する。また、適宜、地域事務局から地域評価委員会の進捗状況（日程等）を遺族へ手紙等で連絡する。
② 地域評価委員会を開催し、評価結果報告書を原則として6ヶ月以内に作成する。その際、調査、解剖結果報告書を踏まえ、当該事例に関する問題点を抽出し、可能な範囲で対応策を提言する。評価結果報告書案は臨床評価医が作成する。また、当該事例等にシステム上の問題がある場合には、その旨を明記する。
③ 地域評価委員会において、特別な事情がある等により評価が困難な事案等については、中央事務局に支援を求めることができる。
④ 医療機関及び患者遺族に評価結果報告書を渡し、患者遺族、医療機関への説明は地域評価委員会委員長の同席の下で臨床評価医が行う。また、調整看護師が同席する。原則として同一機会に説明を行う。
⑤ 再発防止の観点から評価結果報告書の概要版を公表し、適正な死因究明及び医療の評価結果を提供することによって医療の透明性の確保を図るとともに、医療安全の向上の一助となることを図るが、この際は関係者の法的責任の追及を目的とするものではな

いことに十分留意すべきである。

ⅲ）業務内容
評価結果報告書を原則として6ヶ月以内に作成する。

（2）中央事務局
1）事務局窓口
ⅰ）業務体制
あらかじめ、決められた時間内で1～2名配置する。
ⅱ）業務内容
- モデル地域からの評価結果報告書及び関係資料等の受理、集計結果や実績等の還元等、モデル地域との連絡調整を行う。
- 運営委員会・評価委員会等の開催の事務手続を行う。
- 当該モデル事業の会計処理を行う。
- 文書、資料等の保管管理を行う。
- その他。

2）運営委員会
ⅰ）業務体制
関連学会、医師会、法律関係者、その他で構成される。関係省庁はオブザーバーとして出席する。
ⅱ）業務
① 当該モデル事業実施中に生じた諸課題（異状死の取り扱い、公表方法等）を整理し、当該モデル事業の運営方法等について検討し、逐次、事業の見直しを行う。
② 当該モデル事業の実績を事業実績報告書に取りまとめ、国への報告と一般への公表を行う。
③ その他、当該事業に関する対外的な対応策を検討する。

資料5 診療行為に関連した死亡の調査分析モデル事業　評価結果の概要

本概要は、関係者への説明に用いるため、申請医療機関及び患者遺族に対して報告された「評価結果報告書」をもとに、その概要をまとめたもの。

1　対象者について
　○年齢：50歳代
　○性別：男性
　○事例概要
　　胆石胆嚢炎術後、約2カ月後に結腸癌が発見された。肝転移があり、人工肛門造設術を行ったが、術後ショック状態になり死亡した事例。

2　解剖結果の概要
　解剖所見：高度な狭窄を伴う下行結腸癌の小さな穿孔とそれによる横行結腸潰瘍部の穿孔を基盤にした汎発性腹膜炎（腹腔内に約1600mlの便状液）が主病変である。また、肝臓多発転移性腫瘍とダグラス窩底部の腹膜播種が見られた。本例の死因は横行結腸潰瘍部の穿孔による汎発性腹膜炎に起因するショックが死因と考えられる。

3　臨床経過に関する医学的評価
3-1　死因
　横行結腸潰瘍部の穿孔による汎発性腹膜炎が主原因であり、この潰瘍の形成、穿孔には下行結腸癌によるイレウスに伴う腸内圧の上昇が影響していると考えられる。下行結腸癌の中心にも穿孔を認めたが小さく、多量の便が腹腔に露出した可能性は低い。

3-2　手術、処置、診療行為について
　胆石胆嚢炎に対する胆嚢摘出術を受けた際、術前に便潜血であったが、術後に潜血に対する更なる精査は行われなかった。約2カ月後の外来において貧血が見られたが、次回受診時に精査する予定でいた。迅速に精査が行われていたら、より早い時期に結腸癌が発見された可能性がある。その後、約10日目にイレウス症状で再入院したが、保存的治療が中心であった。入院後、約1週間目に人工肛門造設術が行われたが、術後短時間に汎発性腹膜炎を発症し、敗血症性ショックに陥り死亡した。経過から推測すると術直後から横行結腸の穿孔が発生していた可能性があり、理学的所見を重視して、緊急手術を行っていれば、異なる経過をたどった可能性がある。腹膜炎から敗血症ショックに陥ったが、その後の心肺蘇生の対応はおおむね適切であったと考えられる。

4 再発防止の提言

　本症例における結腸癌の発見が遅れたことの原因は、重症な胆石症・胆嚢炎の治療に専念し、便潜血検査の異常に関して更なる精査が行われなかった点にある。本症例のように複数の診療科が関与する場合は、各診療科間の密な連携・申し送りが重要であり、各診療科間の情報伝達が不十分になりうる危険性が示唆された。関係診療科間のスムーズな情報伝達の場として定期的なカンファレンスの開催や、検査室から診療科への異常検査値連絡システムなどの構築を行うことも一つの方法である。

　また、人工肛門造設後の急変に対しては適切な検査が行われたにも関わらず、穿孔性腹膜炎の診断ができなかったことについては、画像検査の限界を示すとともに、検査所見に依存し患者の理学的所見が軽視される傾向に対する警鐘として受け止め、今回の不幸な転帰を真摯に反省して今後の診療に生かすよう提言する。

　本症例の結腸癌は急速に進行した極めて悪性度の高い、稀有な癌であったことは大変不幸なことと考える。

（参　考）

○　地域評価委員会委員（11名）

外科系委員（委員長）	日本外科学会
臨床評価医	日本消化器外科学会
臨床評価医	日本消化器病学会
総合調整医	日本外科学会
総合調整医	日本救急医学会
解剖執刀医	日本法医学会
解剖担当医	日本病理学会
臨床立会医	日本外科学会
内科系委員	日本内科学会
法律家	弁護士
法律家	弁護士

○　評価の経緯

　地域評価委員会を1回開催し、その他適宜意見交換を行った。

資料6 医療の安全の確保に向けた医療事故による死亡の
原因究明・再発防止等の在り方に関する試案

―第三次試案―

(平成20年4月　厚生労働省)

> 本編は、第三次試案の内容について、パラグラフごとに、法律で対応する事項(大綱案に規定)、政省令で対応する事項、委員会が定める実施要領・規則で対応する事項等にそれぞれ区分して明記したものである。

> 本試案の内容は、厚生労働省、法務省及び警察庁の間で合意したものである。

1　はじめに

(1) 医療の安全の確保は、我が国の医療政策上の重要課題であり、とりわけ死亡事故について、その原因を究明し再発防止を図ることは、国民の切なる願いである。医療関係者には、その願いに応えるよう、最大限の努力を講ずることが求められる。一方で、診療行為とは、人体に対する侵襲を前提とし一定の危険性が伴うものであり、場合によっては、死亡等の不幸な帰結につながる場合があり得る。

(2) 医療の安全を向上させていくためには、医療事故による死亡(以下「医療死亡事故」という。)が発生した際に、解剖や診療経過の評価を通じて事故の原因を究明し、再発防止に役立てていく仕組みが必要である。また、遺族にはまず真相を明らかにしてほしいとの願い、そして同様の事態の再発防止を図ってほしいとの願いがある。

　　※　医療事故とは、過誤を伴う事故及び過誤を伴わない事故の両方を含む。

(3) しかし、死因の調査や臨床経過の分析・評価等については、これまで行政における対応が必ずしも十分ではなく、結果として民事手続や刑事手続にその解決が期待されている現状にあるが、これらは必ずしも原因の究明につながるものではない。このため、医療の安全の確保の観点から、医療死亡事故について、分析・評価を専門的に行う機関を設ける必要がある。

(4) さらに、このような新しい仕組みの構築は、医療の透明性の確保や医療に対する国民の信頼の回復につながるとともに、医師等が萎縮することなく医療を行える環境の整備にも資するものと考えられる。

(5) 本試案は、医療死亡事故の原因究明・再発防止という仕組みについて、平成19年4月に設置した厚生労働省医政局長の私的懇談会である「診療行為に関連した死亡に係る死因究明等の在り方に関する検討会」での議論や平成19年10月に公表した厚生労働省第二次試案への各方面からの意見を参考に、改めて現時点における厚生労働省としての考え方をとりまとめたものである。

2　医療安全調査委員会（仮称）について
【委員会の設置】

| 法 | (6) | 医療死亡事故の原因究明・再発防止を行い、医療の安全の確保を目的とした、国の組織（医療安全調査委員会（仮称）。以下「委員会」という。）を創設する。（別紙1参照） |

| 法 | (7) | 委員会は、医療関係者の責任追及を目的としたものではない。 |

| 法 | (8) | 委員会の設置場所については、医療行政について責任のある行政機関である厚生労働省とする考えがある一方で、医師や看護師等に対する行政処分を行う権限が厚生労働大臣にあり、医療事故に関する調査権限と医師等に対する処分権限を分離すべきとの意見も踏まえ、今後更に検討する。 |

| 法 | (9) | 委員会は、中央に設置する委員会（医療の安全を確保するために講ずべき再発防止策の提言を主目的とする委員会。）、地方ブロック単位に設置する委員会（調査を主目的とする委員会。以下「地方委員会」という。）及び地方委員会の下に事例毎に置かれる調査チームより構成することを中心に検討する。 |

| 委員会が定める実施要領 | (10) | 調査チームは、関係者からの意見や解剖の結果に基づいて、臨床経過の評価等についてチームとして議論を行い、調査報告書案を作成する。調査チームのメンバーは、臨床医を中心として構成し、具体的には、日本内科学会が関連学会と協力して実施中の「診療行為に関連した死亡の調査分析モデル事業」（以下「モデル事業」という。）の解剖担当医2名、臨床医等5～6名、法律家やその他の有識者1～2名という構成を参考とする。 |

| 法 | (11) | 地方委員会は、調査チームの作成した調査報告書案を審議の上、委員会の調査報告書としてとりまとめる。 |

| 法 | (12) | 中央に設置する委員会は、委員会の基本的な運営方針等を定めるとともに、医療の安全の確保のための施策等に関して関係行政機関等への勧告、建議等を行う。 |

| 法 | (13) | 中央に設置する委員会、地方委員会及び調査チームは、いずれも、医療の専門家（解剖担当医（病理医や法医）や臨床医、医師以外の医療関係者（例えば、歯科医師・薬剤師・看護師））を中心に、法律関係者及びその他の有識者（医療を受ける立場を代表する者等）の参画を得て構成することとする。（別紙2参照） |

| 法 | (14) | 調査対象となる個別事例の関係者は、地方委員会による調査に従事させないこととする。なお、委員会が適切に機能するためには、何よりも国民の信頼を得るものでなければならず、委員には中立性と高い倫理観が求めら |

れる。

| 法 | ⑮ | 上記の業務を支える事務局の中央及び地方ブロック単位の設置についても併せて検討する。

【医療死亡事故の届出】

| 医療法 | ⑯ 医療死亡事故の再発防止、医療に係る透明性の向上等を図るため、医療機関からの医療死亡事故の届出を制度化する。

| 医療法 | ⑰ 届出義務の範囲については、死亡事例すべてとするのではなく、現行の医療事故情報収集等事業における届出範囲を踏まえ、図表のとおり、明確化して限定する。

| 法 | ⑱ 届出先は委員会を所管する大臣とし、当該大臣が届け出られた事例を地方委員会に連絡し、これに基づき地方委員会は調査を開始することとする。

| 医師法 | ⑲ 医師法第21条を改正し、医療機関が届出を行った場合にあっては、医師法第21条に基づく異状死の届出は不要とする。

| 医療法に基づく告示 | ⑳ 図表の届出範囲①は、明らかに誤った医療行為に起因して患者が死亡した事例(その行った医療に起因すると疑われるものを含む。)であり、例えば、塩化カリウムの急速な静脈内への投与による死亡や、消毒薬の静脈内への誤注入による死亡等が想定される。また、届出範囲②は、誤った医療を行ったことは明らかではないが、行った医療に起因して患者が死亡した事例(行った医療に起因すると疑われるものを含む。)であって、死亡を予期しなかったものである。例えば、ある診療行為を実施することに伴い一定の確率で発生する事象(いわゆる合併症)としては医学的に合理的な説明ができない予期しない死亡やその疑いのあるものが想定される。

| 医療法 | ㉑ 医療法では医療機関における医療安全管理の責任は、その管理者にあることを踏まえ、届出範囲に該当するか否かの判断及び届出は、死体を検案した医師(主治医等)ではなく、必要に応じて院内での検討を行った上で、当該医療機関の管理者が行うこととする。

(図表)

> 医療安全調査委員会(仮称)へ届け出るべき事例は、以下の①又は②のいずれかに該当すると、医療機関において判断した場合。(①及び②に該当しないと医療機関において判断した場合には、届出は要しない。)
> ① 誤った医療を行ったことが明らかであり、その行った医療に起因して、患者が死亡した事案(その行った医療に起因すると疑われるものを含む。)。

② 誤った医療を行ったことは明らかではないが、行った医療に起因して、患者が死亡した事案（行った医療に起因すると疑われるものを含み、死亡を予期しなかったものに限る。）。（※1）

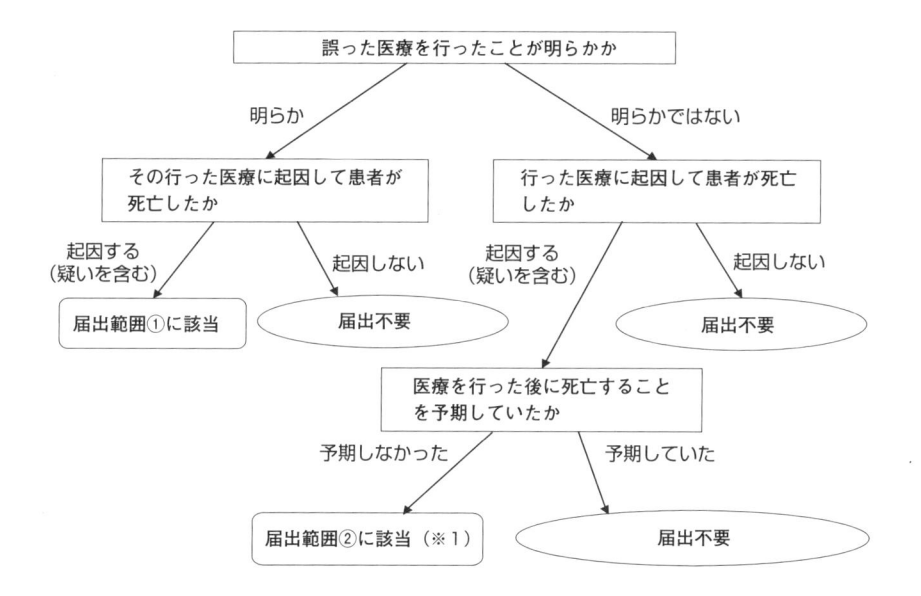

```
                    誤った医療を行ったことが明らかか
                    ／                            ＼
                明らか                          明らかではない
                  │                                │
        その行った医療に起因して患者が            行った医療に起因して患者が死亡
              死亡したか                              したか
          ／          ＼                        ／              ＼
    起因する      起因しない                起因する          起因しない
   （疑いを含む）                         （疑いを含む）
       │             │                        │                  │
   届出範囲①に該当   届出不要                   │               届出不要
                                               │
                                     医療を行った後に死亡すること
                                         を予期していたか
                                       ／              ＼
                                  予期しなかった      予期していた
                                       │                 │
                                届出範囲②に該当（※1）   届出不要
```

※1 例えば、ある診療行為を実施することに伴い一定の確率で発生する事象（いわゆる合併症）としては医学的に合理的な説明ができない予期しない死亡やその疑いのあるものが想定される。

| 医療法 | ⑵ 届出範囲に該当すると医療機関の管理者が判断したにもかかわらず故意に届出を怠った場合又は虚偽の届出を行った場合や、管理者に報告が行われなかった等の医療機関内の体制に不備があったために届出が行われなかった場合には、医療機関の管理者に、まずは届け出るべき事例が適切に届け出られる体制を整備すること等を命令する行政処分を科すこととする。このように、届出義務違反については、医師法第21条のように直接刑事罰が適用される仕組みではない。 |

| 医療法の解釈 | ⑵ 医療機関の管理者が、医師の専門的な知見に基づき届出不要と判断した場合には、遺族が地方委員会による調査の依頼を行ったとしても、届出義務違反に問われることはない。 |

| 委員会が定める規則 | (24) 届出の手続や調査の手順等に関する医療機関からの相談を受け付ける機能を整備する。 |

【遺族から地方委員会への調査依頼】

| 施行規則 / 法 | (25) 上記の届出範囲に該当しないと医療機関が判断した場合であっても、遺族が原因究明を求める場合は、地方委員会による調査を大臣に依頼することができるものとする。また、このような地方委員会への調査依頼については、遺族に代わって医療機関が行うこともできることとする。 |

| 実施要領 / 予算措置 | (26) 地方委員会への調査依頼に係る手続や地方委員会による調査の手順等について、遺族からの相談を受け付ける機能を委員会及び各都道府県等に設置された医療安全支援センター等に整備していく。また、委員会の役割や相談方法について、国は広く国民に周知する。 |

【地方委員会による調査】

| 法 / 実施要領 | (27) 個別事例の調査は、原則として、遺族の同意を得て解剖が行える事例について以下の手順で地方委員会の下に置かれる調査チームが行う。なお、既に遺体のない事例等についても地方委員会が必要と認める場合には調査を行う。 |

① まずは医療機関に診療録等の提出を求めるとともに、医療関係者や遺族等への聞き取り調査等を行う。これらの業務は、医師や看護師など医療の知識を有する者を含む事務局が中心となって行う。

② 臨床的な見解を踏まえて、解剖担当医が解剖を行って解剖結果をとりまとめる。

※ 死亡時画像診断等を補助的手段として活用することも今後の検討課題である。

③ 診療録等や解剖結果に基づき臨床医等の医療関係者がとりまとめた臨床経過の評価を基に、解剖担当医や臨床医、法律家等からなる調査チームが、死因、死亡等に至る臨床経過、診療行為の内容や背景要因、再発防止策等についての評価・検討を行い、調査報告書案をとりまとめる。

※ これらの評価・検討の際には、医学的観点からの死因究明とシステムエラーの観点を含む医療事故の発生に至った根本原因の分析を行う。
（これらの評価・検討は、医療関係者の責任追及を目的としたものではない。）

※ また、評価を行う際には、事案発生時点の状況下を考慮した医学的評価を行う。（再発防止に向けて臨床経過を振り返って今後の医療の安

全の向上のために取り得る方策について提案する場合は、その旨を明記した上で記載する。)
④ 地方委員会は、調査チームの作成した調査報告書案を審議の上、地方委員会の調査報告書としてとりまとめ、中央に設置する委員会及び所管大臣に提出する。同時に、地方委員会は調査報告書を遺族及び医療機関に交付し、併せて再発防止の観点から、個人情報等の保護に配慮しつつ、公表を行う。
⑤ 地方委員会(調査チームを含む。以下同じ。)には、医療機関への立入検査や診療録等の提出命令、医療従事者等の関係者からの聞き取り調査等を行う権限を付与する。ただし、医療従事者等の関係者が、地方委員会からの質問に答えることは強制されない。
⑥ 地方委員会は、個別事例の調査を終える前に、当該個別事例に関係する医療関係者や遺族等から意見を聴く機会を設けることとする。
⑦ 調査報告書のとりまとめに当たっては、地方委員会の議論によって意見の集約を図ることとなるが、議論の結果、地方委員会の委員の間で意見の合致に至らなかった場合は、調査報告書に少数意見を付記することとする。また、地方委員会の意見と当該個別事例に関係する医療関係者や遺族等の意見が異なる場合は、その要旨を別に添付することができる。

| 実施要領 | (28) 調査報告書の作成に当たっては、専門用語について分かりやすい表現を用いるなど、医療関係者以外の者が理解しやすいよう十分配慮する。|

| 実施要領 | (29) 医療機関からの届出又は遺族からの調査依頼を受け付けた後、疾病自体の経過としての死亡であることが明らかとなった事例等については、地方委員会による調査は継続しない。(この場合には、医療機関における説明・調査など、原則として医療機関と遺族の当事者間の対応に委ねることとする。)|

| 予算措置 | (30) 地方委員会の事務局には、モデル事業における「調整看護師」のように、調査の業務を支えるとともに、調査開始後、調査の進捗状況等を遺族に伝えるとともに、遺族の感情を受け止め、それを地方委員会や更には医療機関と共有していく役割を担うことが必要であり、その業務を行える者(看護師等)の育成を図る。|

| 実施要領
予算措置 | (31) 全国均一に、かつ、継続して適切な評価を行うため、評価の視点や基準についての指針等を作成するとともに、解剖担当医や臨床評価担当医等に対する研修を実施する。|

【院内事故調査と地方委員会との連携】

(32) 地方委員会において調査が開始された事例であっても、医療機関は医療を提供した当事者として医療安全の観点から独自に原因究明を行う責務がある。地方委員会に調査をすべて委ねるのでは、当該医療機関内における医療安全の向上に結びつかない。院内において自らも事実関係の調査・整理を行い、原因究明・再発防止策の検討等を行い、再発防止策の実施に自ら取り組むことが重要である。

[医療法施行規則] (33) このため、一定の規模や機能を持った病院(特定機能病院等)については、医療法に基づき設置が義務付けられている「安全管理委員会」の業務として、地方委員会に届け出た事例に関する調査を行い再発防止策を講ずることを位置付ける。

[実施要領] (34) 院内において調査・整理された事例の概要や臨床経過一覧表等の事実関係記録については、地方委員会が診療録等との整合性を検証した上で、地方委員会での審議の材料とする。

[医療法施行規則] (35) 一定の規模や機能を持った病院(特定機能病院等)については、安全管理委員会に、事故調査委員会を設置するなどして医療事故調査を行うこととし、①当該医療機関以外の医師や弁護士など外部の委員の参画、②調査結果の患者・家族への説明を行うこととする。なお、その具体的な運営の在り方については、引き続き検討する。また、中小病院や診療所については、自施設での医療事故調査には様々な困難があることから、その支援体制についても併せて検討する。

[実施要領] (36) さらに、院内の事故調査を充実させるためにも、地方委員会は、調査チームによる解剖の結果について、できる限り速やかに当該医療機関及び遺族に情報提供し、院内の調査を適切に行うための資料として活用できるようにする。

【中央に設置する委員会による再発防止のための提言等】

[法] (37) 調査報告書を踏まえた再発防止のための対応として、中央に設置する委員会は、
　① 全国の医療機関に向けた再発防止策の提言を行う。この際には、関連する各種学術団体と協働していく必要がある。
　② 医療機関における安全管理の基準の見直しなど、医療の安全の確保のために講ずべき施策について、関係行政機関に対して勧告・建議を行う。

[法] (38) なお、医療事故の再発防止の観点からは、平成16年より財団法人日本医療機能評価機構が、医療事故情報収集等事業を実施している。この事業

は、特定機能病院や国立病院機構の病院等の医療機関の参加によるものであるが、患者に有害事象が発生した事例、さらには事故には至らないインシデント（ヒヤリ・ハット）まで含めて幅広く事例の収集・分析を行っている。この収集・分析した情報を日本医療機能評価機構から中央に設置する委員会に情報提供を行うこととし、中央に設置する委員会では、地方委員会の調査報告書だけでなく日本医療機能評価機構からの情報も参考として、再発防止策を検討する必要がある。

【捜査機関への通知】

法　㊴　医療事故による死亡の中にも、故意や重大な過失を原因とするものであり刑事責任を問われるべき事例が含まれることは否定できない。医療機関に対して医療死亡事故の届出を義務付け、届出があった場合には医師法第21条の届出を不要とすることを踏まえ、地方委員会が届出を受けた事例の中にこのような事例を認めた場合については、捜査機関に適時適切に通知を行うこととするが、医療事故の特性にかんがみ、故意や重大な過失のある事例その他悪質な事例に限定する。

法　㊵　診療行為そのものがリスクを内在するものであること、また、医療事故は個人の過ちのみではなくシステムエラーに起因するものが多いこと等を踏まえると、地方委員会から捜査機関に通知を行う事例は、以下のような悪質な事例に限定される。
① 医療事故が起きた後に診療録等を改ざん、隠蔽するなどの場合
② 過失による医療事故を繰り返しているなどの場合（いわゆるリピーター医師など）
③ 故意や重大な過失があった場合（なお、ここでいう「重大な過失」とは、死亡という結果の重大性に着目したものではなく、標準的な医療行為から著しく逸脱した医療であると、地方委員会が認めるものをいう。また、この判断は、あくまで医療の専門家を中心とした地方委員会による医学的な判断であり、法的評価を行うものではない。）

3　医療安全調査委員会以外での対応（医療事故が発生した際のその他の諸手続）について

医療安全調査委員会は、医療死亡事故の原因究明及び再発防止を目的としたものであり、その業務は調査報告書の作成・公表及び再発防止のための提言をもって終了する。医療死亡事故が発生した場合の民事手続、行政処分、刑事手続については、委員会とは別に行われるものである。

なお、捜査機関との関係については、別紙3参照。

【遺族と医療機関との関係】

医療法　(41) 一般に、診療行為に関連した予期しない死亡を始めとした医療事故が発生した場合に医療機関に対して求められることは、「隠さない、逃げない、ごまかさない」ことである。こうした初期の対応が適切になされない場合に、患者・家族と医療機関の意思疎通は悪化し、遺族の医療機関への不信感が募り、紛争に発展しているとの意見もある。医療事故の発生時には、医療機関から患者・家族に、事故の経緯や原因等について、十分な説明がなされることが重要である。

予算措置　(42) このためには、日常診療の中で医療従事者と患者・家族が十分な対話を重ねることが重要であり、また、事故発生直後から医療機関内での対応が適切になされる必要があり、患者・家族の感情を受け止め、真摯にサポートする人材の院内の配置が望まれることから、その育成を図る。

(43) また、医療機関と遺族との話し合いを促進する観点から、地方委員会の調査報告書は、第三者による客観的な評価結果として遺族への説明や示談の際の資料として活用されることが想定される。これにより、早期の紛争解決、遺族の救済につながることが期待される。

(44) 医療機関と遺族との間では紛争が解決しない場合の選択肢としては、民事訴訟や裁判所による調停、弁護士会の紛争解決センター等の裁判外紛争解決（ADR）機関の活用等がある。いずれの場合においても、事実関係の明確化と正確な原因究明が不可欠であり、地方委員会の調査報告書は、早期の紛争解決、遺族の早期救済に役立つものと考えられる。

予算措置　(45) なお、民事訴訟制度による紛争解決には、解決までに時間がかかる、費用が高い、経過や結果が公開される等、様々な制約もあることから、医療においても、裁判外紛争解決（ADR）制度の活用の推進を図る必要がある。このため、医療界、法曹界、医療法に基づき各都道府県等に設置された医療安全支援センター、関係省庁、民間の裁判外紛争解決（ADR）機関等からなる協議会を設置し、情報や意見の交換等を促進する場を設ける。

【行政処分】

(46) 医療事故は、システムエラーにより発生することが多いことが指摘されているが、医療事故に対する現在の行政処分は、医師法や保健師助産師看護師法等に基づく医療従事者個人の処分が中心となっている。

医療法　(47) 地方委員会では、医療の安全の観点からの調査が実施されることから、医療事故に対する行政処分は、医療の安全の向上を目的とし、地方委員会の調査結果を参考に、システムエラーの改善に重点を置いたものとする。

|医療法| (48) 具体的には、以下のとおりとする。

① システムエラーの改善の観点から医療機関に対する処分を医療法に創設する。具体的には、医療機関に対し、医療の安全を確保するための体制整備に関する計画書の提出を命じ、再発防止策を講ずるよう求める。これにより、個人に対する行政処分については抑制することとする。

|医師法に基づく行政処分|
② 医師法や保健師助産師看護師法等に基づく医療従事者個人に対する処分は、医道審議会の意見を聴いて厚生労働大臣が実施している。医療事故がシステムエラーだけでなく個人の注意義務違反等も原因として発生していると認められ、医療機関からの医療の安全を確保するための体制整備に関する計画書の提出等では不十分な場合に限っては、個人に対する処分が必要となる場合もある。その際は、業務の停止を伴う処分よりも、再教育を重視した方向で実施する。

|医道審議会令|
(49) なお、医療事故に対する行政処分については、医療従事者の注意義務違反の程度の他、医療機関の管理体制、医療体制、他の医療従事者における注意義務の程度等を踏まえて判断する。このため、医道審議会における審議については、見直しを行う。

4 おわりに

|法|
(50) 本制度の実施に当たっては、組織面・財政面の検討を加えた上で法整備を行う必要があるが、施行に当たっては2〜3年の準備期間をとるものとする。

(51) 本制度の確実かつ円滑な実施には、医療関係者の主体的かつ積極的な関与が不可欠となる。今後とも広く関係者はもとより国民的な議論を望むものである。

≪現行≫

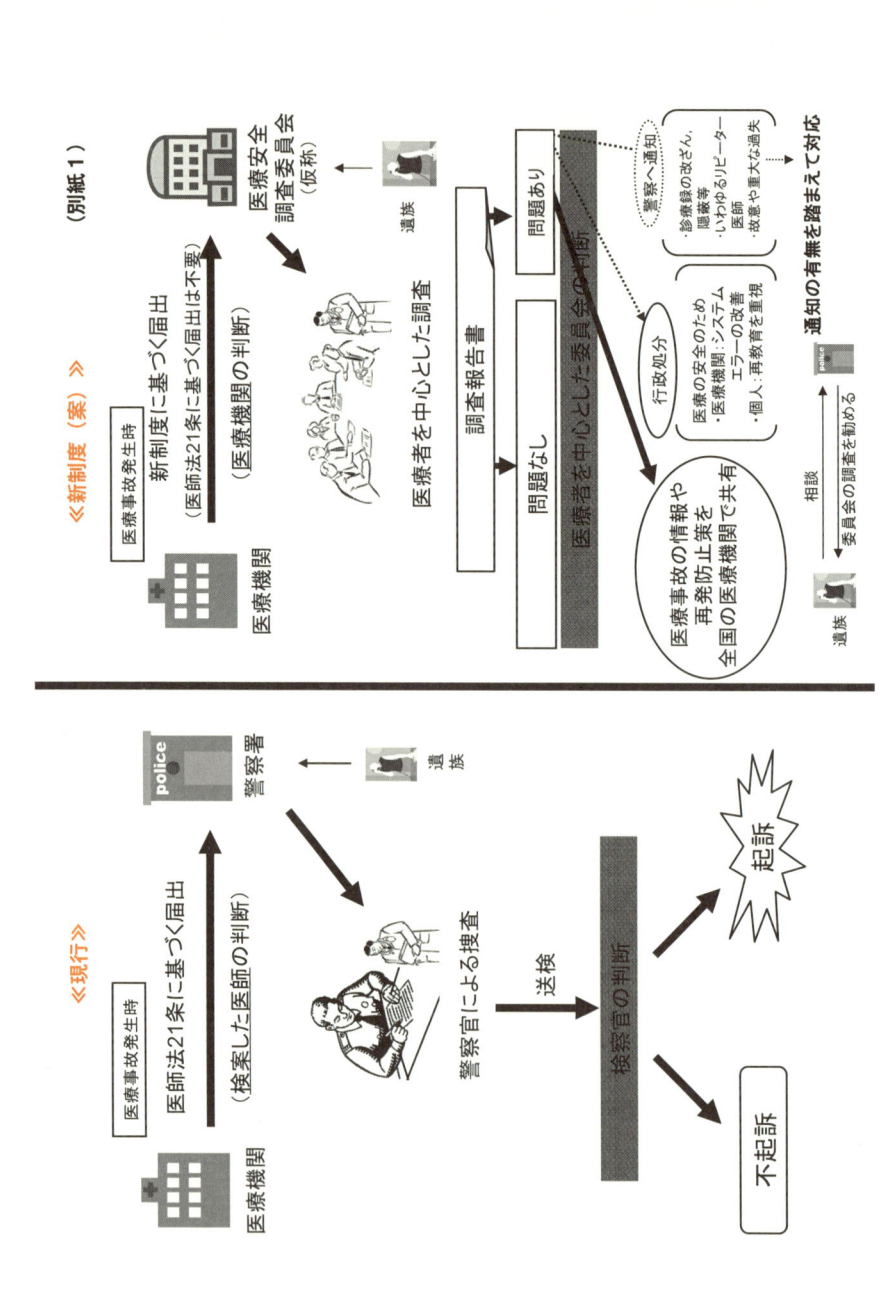

医療事故発生時

医療機関 → 医師法21条に基づく届出
(検案した医師の判断) → 警察署 ← 遺族

警察署 → 警察官による捜査 → 送検 → 検察官の判断 → 起訴 / 不起訴

≪新制度(案)≫

(別紙1)

医療事故発生時

医療機関 → 新制度に基づく届出
(医師法21条に基づく届出は不要)
(医療機関の判断) → 医療安全調査委員会(仮称) ← 遺族

→ 医療者を中心とした調査 → 調査報告書

調査報告書:
- 問題なし
- 問題あり

医療者を中心とした委員会の判断

- 医療事故の情報や再発防止策を全国の医療機関で共有
- 行政処分
  - 医療の安全のため:システム エラーの改善
  - 個人:再教育を重視
- 警察へ通知
  - 診療録の改ざん、隠蔽等
  - いわゆるリピーター医師
  - 故意や重大な過失

通知の有無を踏まえて対応

遺族 ⇄ 相談 / 委員会の調査を勧める

資料6 第三次試案

(別紙2)

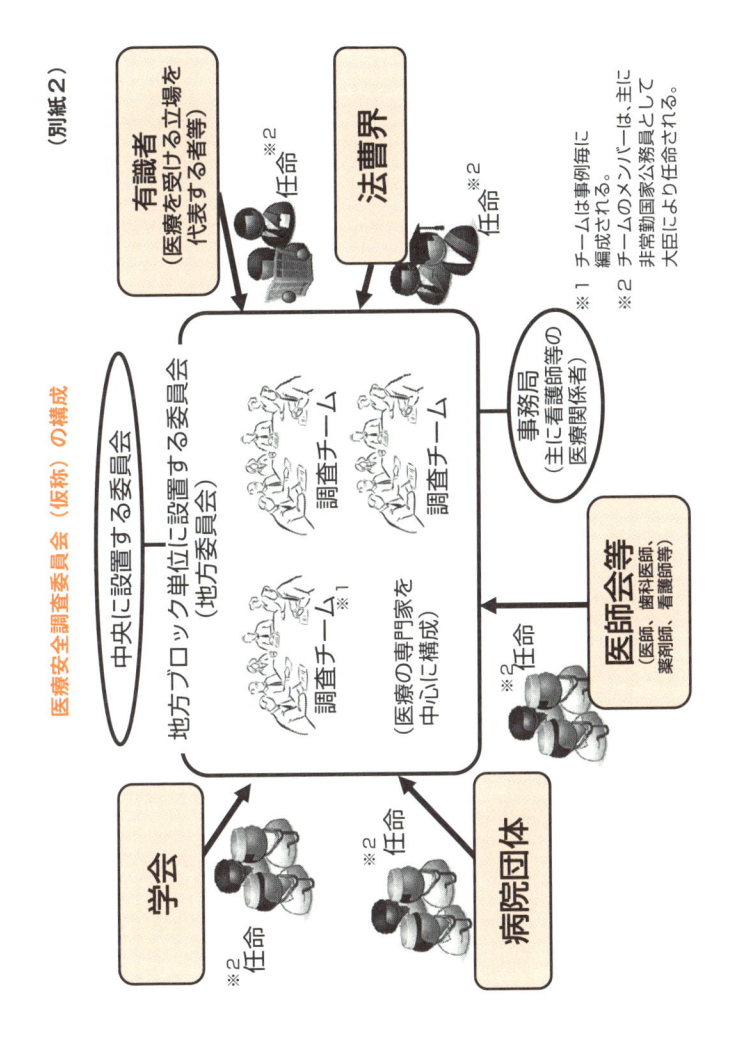

医療安全調査委員会（仮称）の構成

中央に設置する委員会
地方ブロック単位に設置する委員会（地方委員会）

調査チーム※1
（医療の専門家を中心に構成）

事務局
（主に看護師等の医療関係者）

- 有識者（医療を受ける立場を代表する者等） → 任命※2
- 法曹界 → 任命※2
- 医師会等（医師、歯科医師、薬剤師、看護師等） → 任命※2
- 病院団体 → 任命※2
- 学会 → 任命※2

※1 チームは事例毎に編成される。
※2 チームのメンバーは、主に非常勤国家公務員として大臣により任命される。

(別紙3)

捜査機関との関係について

○ これまで医療関係者を中心に、医療安全調査委員会(以下「委員会」という。)と捜査機関との関係について明確化を求める意見が多く寄せられている。

○ 今回の制度は、委員会からの通知を踏まえ、捜査機関が対応するという、委員会の専門的な調査を尊重する仕組みを構築しようとするものである。そのためには、委員会は適時適切に調査及び通知を実施する必要がある。今回提案しているこのような仕組みが構築されれば、以下のようになる。

> 問1 捜査機関は、捜査及び処分に当たっては、委員会の通知の有無を十分に踏まえるのか。また、故意や重大な過失のある事例その他悪質な事例に対象を限定するなど、謙抑的に対応すべきではないか。

(答)
1 今回提案している仕組みにおいては、委員会の専門的な調査により、医療事故の原因究明を迅速かつ適切に行い、また、故意や重大な過失のある事例その他悪質な事例に限定して捜査機関への通知を行うこととしている。また、委員会の調査結果等に基づき適切な行政処分を実施することとしている。
　なお、委員会からの通知は、犯罪事実を申告し犯人の処罰を求める意思表示としての「告発」ではない。
2 医療事故についてこうした対応が適切に行われることになれば、刑事手続については、委員会の専門的な判断を尊重し、委員会からの通知の有無や行政処分の実施状況等を踏まえつつ、対応することになる。
3 その結果、刑事手続の対象は、故意や重大な過失のある事例その他悪質な事例に事実上限定されるなど、謙抑的な対応が行われることとなる。

> 問2 遺族が警察に相談した場合や、遺族が告訴した場合に、捜査機関の対応はどうなるのか。

(答)
1 委員会の専門的な調査により、医療事故の原因究明が迅速かつ適切に行われることになれば、遺族から警察に対して直接相談等があった場合にも、遺族は委員会による調査を依頼することができることから、警察は、委員会による調査を勧めることとなる。

2　また、遺族から告訴があった場合には、警察は捜査に着手することとなるが、告訴された事例について委員会による調査が行われる場合には、捜査に当たっては、委員会の専門的な判断を尊重し、委員会の調査の結果や委員会からの通知の有無を十分に踏まえて対応することが考えられる。

問３　委員会の調査結果を受け、行政処分が刑事処分より前になされるようになった場合、検察の起訴や刑事処分の状況は変わるのか。

（答）
1　現在、医師法等に基づく処分の大部分は、刑事処分が確定した後に、刑事処分の量刑を参考に実施されているが、委員会の調査による速やかな原因究明により、医療事故については、医療の安全の向上を目的とし、刑事処分の有無や量刑にかかわらず、医療機関に対する医療安全に関する改善命令等が必要に応じて行われることとなる。
2　この場合、検察の起訴や刑事処分は、行政処分の実施状況等を踏まえつつ行われることになる。したがって、現状と比べ大きな違いが生ずることとなる。

問４　委員会から捜査機関に通知を行った場合において、委員会の調査報告書やヒアリング資料等の扱いはどうなるのか。

（答）
1　委員会の調査報告書については、公表されるものであるため、委員会から捜査機関に通知を行った事例において、捜査機関が調査報告書を使用することを妨げることはできない。
2　委員会による調査の目的にかんがみ、調査報告書の作成の過程で得られた資料については、刑事訴訟法に基づく裁判所の令状によるような場合を除いて、捜査機関に対して提出しない方針とする。

資料7　医療安全調査委員会設置法案（仮称）大綱案

○　この「医療安全調査委員会設置法案（仮称）大綱案」は、本年4月に公表した「医療の安全の確保に向けた医療事故による死亡の原因究明・再発防止等の在り方に関する試案」（第三次試案）の内容を踏まえ、法律案の大綱化をした場合の現段階におけるイメージである。具体的な規定の方法については更に検討を要する。

○　また、別添は、第三次試案の内容について、法律で対応する事項（本大綱案に規定）、政省令で対応する事項、委員会が定める実施要領・規則で対応する事項等にそれぞれ区分して明記したものである。

○　本制度の実施に当たっては、行財政改革等の観点から組織面、財政面の検討を加えた上で法整備を行う必要がある。

○　医療死亡事故の原因究明と再発防止を図る仕組みについて、今後とも広く国民的な議論を望むものである。

平成20年6月

厚生労働省

医療安全調査委員会設置法案(仮称)大綱案

I 総則
第1 目的
医療安全調査委員会設置法案(仮称。以下「法案」という。)は、医療事故死等の原因を究明するための調査を適確に行わせるため医療安全調査地方委員会を、医療の安全の確保のため講ずべき措置について勧告等を行わせるため医療安全調査中央委員会を設置し、もって医療事故の防止に資することを目的とする。

第2 定義
1 この法案において「医療事故死等」とは、第32の(2)の1の医療事故死等をいう。
2 この法案において「医療事故死亡者等」とは、医療事故死等に係る当該死亡した者又は死産児をいう。

II 設置及び所掌事務並びに組織等
第3 設置
1 ○○省に、医療安全調査中央委員会(以下「中央委員会」という。)を置く。
2 地方○○局に、医療安全調査地方委員会(以下「地方委員会」という。)を置く。
注) 組織形態については、行財政改革、地方分権改革の検討状況を踏まえ、関係省庁と調整中。

第4 所掌事務
1 中央委員会は、次の事務をつかさどる。
① 医療事故死等の原因を究明するための調査(以下「医療事故調査」という。)の実施要領(第12の2において「実施要領」という。)を定めること。
② 第22の1の報告書の分析及び評価を行った結果に基づき、医療の安全の確保のため講ずべき措置について○○大臣に対し勧告すること。
③ 医療の安全の確保のため講ずべき措置について○○大臣又は関係行政機関の長に対し意見を述べること。
④ 第32の(4)の2によりその権限に属させられた事項を処理すること。
⑤ 所掌事務を行うため必要な調査及び研究を行うこと。
⑥ 所掌事務に関して得られた知識であって、医療の安全の確保に資するものの普及及び啓発に関すること。
⑦ 所掌事務に付随する事務
2 地方委員会は、次の事務をつかさどる。
① 医療事故調査を行うこと。

② 所掌事務を行うため必要な調査及び研究を行うこと。
　　③ 所掌事務に付随する事務

第5　職権の行使
　　中央委員会及び地方委員会の委員は、独立してその職権を行う。

第6　組織
　1　中央委員会及び地方委員会は、それぞれ、委員○人以内で組織する。
　2　中央委員会及び地方委員会に、特別の事項を調査審議させるため必要があるときは、臨時委員を置くことができる。
　3　中央委員会及び地方委員会に、専門の事項を調査審議させるため必要があるときは、専門委員を置くことができる。
　　注）調査チームは、臨時委員、専門委員を中心に構成され、事例毎に置かれる。

第7　委員等の任命
　1　委員は、その属すべき中央委員会又は地方委員会の所掌事務の遂行につき公正な判断をすることができ、かつ、医療、法律その他その属すべき中央委員会又は地方委員会が行う事務に関し優れた識見を有する者及び医療を受ける立場にある者のうちから、○○大臣が任命する。
　2　臨時委員は、中央委員会又は地方委員会の所掌事務の遂行につき公正な判断をすることができ、かつ、当該特別の事項に関し学識経験を有する者のうちから、○○大臣が任命する。
　3　専門委員は、中央委員会又は地方委員会の所掌事務の遂行につき公正な判断をすることができ、かつ、当該専門の事項に関し学識経験を有する者のうちから、○○大臣が任命する。

第8　委員の任期等
　1　委員の任期は、2年とする。ただし、補欠の委員の任期は、前任者の残任期間とする。
　2　委員は、再任されることができる。
　3　臨時委員は、その者の任命に係る当該特別の事項に関する調査審議が終了したときは、解任されるものとする。
　4　専門委員は、その者の任命に係る当該専門の事項に関する調査審議が終了したときは、解任されるものとする。
　5　委員、臨時委員及び専門委員は、非常勤とする。ただし、地方委員会の委員のうち△人以内は、常勤とすることができる。

第9 委員長
1 中央委員会及び地方委員会に、それぞれ、委員長を置き、委員の互選により選任する。
2 委員長は、会務を総理し、それぞれ、中央委員会又は地方委員会を代表する。
3 委員長に事故があるときは、あらかじめその指名する委員が、その職務を代理する。

第10 議事
1 中央委員会及び地方委員会は、それぞれ、委員長が招集する。
2 中央委員会及び地方委員会は、委員及び議事に関係のある臨時委員の過半数が出席しなければ、会議を開き、議決することができない。
3 中央委員会及び地方委員会の議事は、委員及び議事に関係のある臨時委員で会議に出席したものの過半数で決し、可否同数のときは、委員長の決するところによる。

第11 事務局
1 中央委員会及び地方委員会の事務を処理させるため、中央委員会及び地方委員会に、それぞれ、事務局を置く。
2 事務局の内部組織は、○○省令で定める。

Ⅲ 医療事故調査及び勧告等
第12 医療事故調査の趣旨及び実施要領
1 医療事故調査は、医療事故死等に関する事実を認定し、これについて必要な分析を行い、当該医療事故死等の原因を究明し、もって医療事故の防止を図ることを旨として行われるものとする。委員会は、医療関係者の責任追及が目的ではなく、医療関係者の責任については、委員会の専門的判断を尊重する仕組みとする。
2 第12～第22のほか、医療事故調査は、実施要領に基づいて行うものとする。

第13 委員等の職務従事の制限
1 地方委員会は、委員、臨時委員又は専門委員が医療事故死等の原因に関係があるおそれのある者であると認めるとき又は医療事故死等の原因に関係があるおそれのある者と密接な関係を有すると認めるときは、当該委員、臨時委員又は専門委員を当該医療事故調査に従事させてはならない。
2 1の委員、臨時委員又は専門委員は、当該医療事故調査に関する地方委員会の会議に出席することができない。
注) 中央委員会の委員の職務従事の制限については、更に検討する。

第14 地方委員会への通知
○○大臣は、第32の(2)又は(3)により医療事故死等について届出があったときは、直

ちに当該医療事故死等を届け出た管理者の管理する病院、診療所又は助産所の所在地を管轄する地方○○局に置かれた地方委員会にその旨を通知しなければならない。

第15 遺族からの医療事故調査の求め等
1 医療に係る事故に起因して死亡又は死産したと疑う当該死亡した者又は死産児の遺族は、○○大臣に対し、地方委員会に医療事故調査を行わせることを求めることができる。
2 ○○大臣は、遺族から1の求めがあったときは、直ちに当該求めに係る死亡又は死産が発生した地を管轄する地方○○局に置かれた地方委員会にその旨を通知しなければならない。
　注) 遺族からの調査の求めの手続は、病院等の管理者が代行することができる。(施行規則)

第16 医療事故調査の開始
1 地方委員会は、第14の通知を受けたときは、当該通知に係る医療事故死等について、直ちに医療事故調査を開始しなければならない。
2 地方委員会は、第15の2の通知に係る死亡又は死産について、医療事故死等でないと認められるとき、同一の死亡又は死産について第22の1の報告書が作成されているときその他の場合を除いて、直ちに医療事故調査を開始しなければならない。
3 地方委員会は、第15の2の通知に係る死亡又は死産について調査を開始しない場合には、直ちにその旨及び理由を遺族に通知しなければならない。

第17 医療事故調査に係る報告の徴収等
1 地方委員会は、医療事故調査を行うため必要があると認めるときは、次の処分をすることができる。
　① 医師、歯科医師、薬剤師、助産師、看護師その他の医療事故死等について医療を提供した者その他の関係者（以下②及び③並びに3において「関係者」という。）に報告を求めること。
　② 医療事故死等が発生した病院、診療所、助産所その他の必要と認める場所に立ち入って、構造設備若しくは医薬品、診療録、助産録、帳簿書類その他の医療事故死等に関係のある物件（以下「関係物件」という。）を検査し、又は関係者に質問すること。
　③ 関係者に出頭を求めて質問すること。
　④ 関係物件の所有者、所持者若しくは保管者に対し当該関係物件の提出を求め、又は提出された関係物件を留め置くこと。
　⑤ 関係物件の所有者、所持者若しくは保管者に対し当該関係物件の保全を命じ、又はその移動を禁止すること。
　⑥ 医療事故死等の現場に、公務により立ち入る者及び地方委員会が支障がないと認

める者以外の者が立ち入ることを禁止すること。
　２　地方委員会は、必要があると認めるときは、委員、臨時委員、専門委員又は事務局の職員に１の①〜⑥の処分をさせることができる。
　３　２により１の②の処分をする者は、その身分を示す証明書を携帯し、関係者に提示しなければならない。
　４　１又は２の処分の権限は、犯罪捜査のために認められたものと解釈してはならない。

第18　死体の解剖及び保存
　１　地方委員会は、医療事故調査を行うため必要があると認めるときは、医療事故死亡者等の死体又は死胎を、原則として遺族の承諾を得て解剖することができる。
　２　１の解剖は、刑事訴訟法による検証又は鑑定のための解剖を妨げるものではない。
　３　１により医療事故死亡者等の死体又は死胎を解剖する場合においては、死体解剖保存法第19条にかかわらず、原則として遺族の承諾を得て、その死体又は死胎の一部を標本として保存することができる。

第19　医療事故調査等の委託
　１　地方委員会は、医療事故調査を行うため必要があると認めるときは、調査又は研究の実施に関する事務の一部を、独立行政法人、国立大学法人、地方独立行政法人その他の民間の団体又は学識経験を有する者に委託することができる。
　２　１により事務の委託を受けた者若しくはその役員若しくは職員又はこれらの職にあった者は、正当な理由がなく、当該委託事務に関して知り得た秘密を漏らしてはならない。
　３　１により事務の委託を受けた者又はその役員若しくは職員であって当該委託事務に従事するものは、刑法その他の罰則の適用については、法令により公務に従事する職員とみなす。

第20　関係行政機関等の協力
　　地方委員会は、医療事故調査を行うため必要があると認めるときは、関係行政機関の長、関係地方公共団体の長その他の関係者に対し、資料又は情報の提供その他の必要な協力を求めることができる。

第21　意見の聴取
　　地方委員会は、医療事故調査を終える前に、当該医療事故死等の原因に関係があると認められる者及び当該医療事故死亡者等の遺族に対し、意見を述べる機会を与えなければならない。

第22 報告書等

1 地方委員会は、医療事故調査を終えたときは、当該医療事故死亡者等に関する次の事項を記載した報告書を作成し、これを○○大臣及び中央委員会に提出するとともに、当該医療事故死について○○大臣に届け出た病院、診療所又は助産所の管理者及び当該医療事故死亡者等の遺族に交付し、かつ、公表しなければならない。
   ① 医療事故調査の経過
   ② 臨床の経過
   ③ 死体又は死胎の解剖の結果
   ④ 死亡又は死産の原因
   ⑤ 臨床の経過の医学的な分析及び評価
   ⑥ その他必要な事項
2 1の報告書には、少数意見を付記するものとする。
3 第21により聴取した病院、診療所又は助産所の管理者又は遺族の意見が1の報告書の内容と相違する場合には、当該報告書には、当該意見の概要を添付するものとする。
4 地方委員会は、医療事故調査を終える前においても、医療事故調査を開始した日から6月以内に医療事故調査を終えることが困難であると見込まれることその他の事由により必要があると認めるときは、医療事故調査の経過について、○○大臣及び中央委員会に報告するとともに、当該医療事故死等について○○大臣に届け出た病院、診療所又は助産所の管理者及び当該医療事故死亡者等の遺族に通知し、かつ、公表するものとする。

第23 勧告

1 中央委員会は、地方委員会から第22の1の報告書の提出を受けた場合において、当該報告書の内容の分析及び評価を行った結果に基づき、必要があると認めるときは、医療の安全を確保するため講ずべき措置について○○大臣に勧告することができる。
2 ○○大臣は、1の勧告に基づき講じた措置について中央委員会に報告しなければならない。

第24 意見の陳述

中央委員会は、必要があると認めるときは、医療の安全を確保するため講ずべき措置について○○大臣又は関係行政機関の長に意見を述べることができる。

Ⅳ 雑則

第25 警察への通知

第14又は第15の2の通知を受けた地方委員会は、当該医療事故死等について、次の

場合に該当すると思料するときは、直ちに当該医療事故死等が発生した病院、診療所又は助産所の所在地を管轄する警視総監又は道府県警察本部長にその旨を通知しなければならない。
① 故意による死亡又は死産の疑いがある場合
② 標準的な医療から著しく逸脱した医療に起因する死亡又は死産の疑いがある場合
注） ②に該当するか否かについては、病院、診療所等の規模や設備、地理的環境、医師等の専門性の程度、緊急性の有無、医療機関全体の安全管理体制の適否（システムエラー）の観点等を勘案して、医療の専門家を中心とした地方委員会が個別具体的に判断することとする。
③ 当該医療事故死等に係る事実を隠ぺいする目的で関係物件を隠滅し、偽造し、又は変造した疑いがある場合、類似の医療事故を過失により繰り返し発生させた疑いがある場合その他これに準ずべき重大な非行の疑いがある場合
注） 「類似の医療事故を過失により繰り返し発生させた」とは、いわゆるリピーター医師のことであり、例えば、過失による医療事故死等を繰り返し発生させた場合をいう。

第26　権限の委任
　この法案の○○大臣の権限は、地方○○局長に委任することができる。

第27　政令への委任
　この法案に定めるもののほか、中央委員会又は地方委員会に関し必要な事項は、政令で定める。

第28　不利益取扱いの禁止
　何人も、第17の1又は2の処分に応ずる行為をしたことを理由として、解雇その他の不利益な取扱いを受けない。

V　罰則
第29
　第19の2に違反した者は、1年以下の懲役又は50万円以下の罰金に処する。

第30
　次の①〜⑤のいずれかに該当する者は、30万円以下の罰金に処する。
① 第17の1の①又は第17の2の報告の求めに対し虚偽の報告をした者
② 第17の1の②又は第17の2の検査を拒み、妨げ、若しくは忌避し、又は第17の1の②又は第17の2の質問に対し虚偽の陳述をした者
③ 第17の1の③又は第17の2の質問に対し虚偽の陳述をした者
④ 第17の1の④又は第17の2の処分に違反して関係物件を提出しない者

⑤ 第17の1の⑤又は第17の2の処分に違反して関係物件を保全せず、又は移動した者

第31

　法人の代表者又は法人若しくは人の代理人、使用人その他の従業者が、その法人又は人の業務に関して第30の違反行為をしたときは、行為者を罰するほか、その法人又は人に対して第30の罰金刑を科する。

Ⅵ 関係法律の改正
第32　医療法の一部改正
(1) 病院等の管理者の医療事故に関する説明義務

　病院、診療所又は助産所の管理者は、医療事故が発生したときは、その経過及び原因について患者又はその家族への適切な説明が行われるようにしなければならない。

(2) 病院等の管理者の医療事故死等に関する届出義務等

1　病院若しくは診療所に勤務する医師が死体若しくは妊娠4月以上の死産児を検案し、又は病院若しくは診療所に勤務する歯科医師が死亡について診断して、(4)の1の基準に照らして、次の死亡又は死産（以下「医療事故死等」という。）に該当すると認めたときは、その旨を当該病院又は診療所の管理者に報告しなければならない。

　① 行った医療の内容に誤りがあるものに起因し、又は起因すると疑われる死亡又は死産

　② 行った医療に起因し、又は起因すると疑われる死亡又は死産であって、その死亡又は死産を予期しなかったもの

2　病院、診療所又は助産所に勤務する助産師は、妊娠4月以上の死産児の検案をして、(4)の1の基準に照らして、医療事故死等に該当すると認めたときは、その旨を当該病院、診療所又は助産所の管理者に報告しなければならない。

3　1又は2の報告は、医療事故死等に該当すると認めたときから24時間以内に行わなければならない。

4　1又は2の報告を受けた病院、診療所又は助産所の管理者は、必要に応じて速やかに診断又は検案をした医師、歯科医師又は助産師その他の関係者と協議し、(4)の1の基準に照らして、医療事故死等と認めたときは、直ちに、○○省令で定める事項を○○大臣に届け出なければならない。

5　病院、診療所又は助産所の管理者は、1又は2の報告を受けた旨、4の協議の経過（協議をしなかったときは、その理由）及び医療事故死等に該当すると認めた理由又は認めなかった理由に関する記録を作成し、当該報告をした日又は協議をした日のいずれか遅い日から起算して5年間、これを保存しなければならない。

(3) 病院等に勤務する医師が当該病院等の管理者であるときの医療事故死等に関する届出義務等

1 病院、診療所又は助産所に勤務する医師、歯科医師又は助産師が当該病院、診療所又は助産所の管理者であるときは、(4)の1の基準に照らして、医療事故死等に該当すると認めたときは、24時間以内に、○○省令で定める事項を○○大臣に届け出なければならない。
2 病院、診療所若しくは助産所に勤務する医師、歯科医師若しくは助産師以外の医師、歯科医師若しくは助産師又は公衆若しくは特定多数人のため往診のみによって診療に従事する医師若しくは歯科医師若しくは出張のみによって業務に従事する助産師は、(4)の1の基準に照らして、医療事故死等に該当すると認めたときは、24時間以内に、○○省令で定める事項を○○大臣に届け出なければならない。
3 1又は2の医師、歯科医師又は助産師は、医療事故死等に該当すると認めた理由又は認めなかった理由に関する記録を作成し、届出をした日から起算して5年間、これを保存しなければならない。

注）診療所等の管理者の届出に当たって、管理者からの相談に答えられるよう、医療安全調査委員会における相談体制のみではなく、医師専門職団体等による相談体制の整備についても検討する。

(4) 医療事故死等に該当するかどうかの基準
1 ○○大臣は、(2)の1、2及び4並びに(3)の1及び2の報告及び届出を適切にさせるため、医療事故死等に該当するかどうかの基準を定め、これを公表するものとする。
2 ○○大臣は、1の基準を定め、又はこれを改定しようとするときは、医学医術に関する学術団体及び医療安全調査中央委員会の意見を聴かなければならない。

(5) 医療事故死等の届出義務違反に対する体制整備命令等
1 ○○大臣は、病院、診療所若しくは助産所に勤務する医師、歯科医師若しくは助産師が(2)の1若しくは2に違反して報告を怠り、若しくは虚偽の報告をしたとき又は病院、診療所若しくは助産所の管理者若しくは病院、診療所若しくは助産所に勤務する医師、歯科医師若しくは助産師以外の医師、歯科医師若しくは助産師若しくは公衆若しくは特定多数人のため往診のみによって診療に従事する医師若しくは歯科医師若しくは出張のみによって業務に従事する助産師が(2)の4若しくは(3)の1若しくは2に違反して届出を怠り、若しくは虚偽の届出をしたとき若しくは(2)の5若しくは(3)の3に違反して記録を作成せず、若しくは保存せず、若しくはこれらに記載し、若しくは記録すべき事項を記載せず、若しくは記録せず、若しくは虚偽の記載若しくは記録をしたときは、直ちに、その届出を行わせ、又は届出の内容を是正させることを命ずるとともに、(2)の1若しくは2の報告、(2)の4若しくは(3)の1若しくは2の届出又は(2)の5若しくは(3)の3の記録を適切にするために必要な体制の整備を命ずることができる。
2 ○○大臣は、1の命令をすべきか否かを調査する必要があると認めるときは、当該事案に関係する者から報告を徴し、(2)の5若しくは(3)の3の記録、診療録、助産録、帳簿書類その他の物件（以下この条において「関係物件」という。）の所有者に対し、

当該関係物件の提出を命じ、又は当該職員をして当該病院、診療所、助産所その他の場所に立ち入り、関係物件を検査させることができる。

3 　2によって立入検査をする当該職員は、その身分を示す証明書を携帯し、かつ、関係人の請求があるときは、これを提示しなければならない。また、2の権限は、犯罪捜査のために認められたものと解釈してはならない。

4 　○○大臣が1又は2の権限を行うときは、当該病院、診療所又は助産所の業務を監督する都道府県知事、保健所を設置する市の市長又は特別区の区長と密接な連携の下に行うものとする。

(6) 病院等におけるシステムエラーに対する改善計画等

都道府県知事、保健所を設置する市の市長又は特別区の区長は、病院、診療所又は助産所における医療の安全を確保するための措置の内容が著しく適当でないと認めるときは、当該病院、診療所又は助産所の管理者に対し、措置すべき事項及び期限を示し、当該病院、診療所若しくは助産所における医療の安全を確保するための改善計画の提出を求め、若しくは提出された改善計画の変更を命じ、又は当該病院、診療所若しくは助産所の医療の安全を確保するために必要な措置を採ることを命ずることができる。

(7) ○○大臣から都道府県知事等への情報提供

○○大臣は、都道府県知事、保健所を設置する市の市長又は特別区の区長に対し、(6)及び医療法第4章第3節（監督）の事務の適正な遂行に資すると認める第22の1の報告書に関する情報その他必要な情報を提供するものとする。

(8) 都道府県知事等から○○大臣への通知

都道府県知事、保健所を設置する市の市長及び特別区の区長は、○○省令の定めるところにより、病院、診療所及び助産所に関し、○○省令で定める事項を○○大臣に通知しなければならない。

注） 都道府県知事等は、医療監視等において医療事故死等の届出義務違反を確認したときは、○○大臣に通知しなければならないこととする。

(9) 罰則

1 　(5)の1又は(6)の命令又は処分に違反した者は、これを6月以下の懲役又は30万円以下の罰金に処する。

2 　(2)の5に違反した者及び(5)の2の報告若しくは提出を怠り、若しくは虚偽の報告をし、又は当該職員の検査を拒み、妨げ、若しくは忌避した者は、これを20万円以下の罰金に処する。

第33 医師法第21条の改正

第21条　医師は、死体又は妊娠4月以上の死産児を検案して異状があると認めたときは、24時間以内に、その旨を検案をした地の所轄警察署長に届け出なければならない。ただし、当該死体又は死産児について第32の(2)の1の報告又は第32の(3)の1若

しくは 2 の届出を 24 時間以内にしたときは、この限りでない。
注) 現行の医師法第 21 条
第 21 条　医師は、死体又は妊娠 4 月以上の死産児を検案して異状があると認めたときは、24 時間以内に所轄警察署に届け出なければならない。

第 34　保健師助産師看護師法第 41 条の改正
第 41 条　助産師は、妊娠 4 月以上の死産児を検案して異常があると認めたときは、24 時間以内に、その旨を検案をした地の所轄警察署長に届け出なければならない。ただし、当該死産児について第 32 の(2)の 2 の報告又は第 32 の(3)の 1 若しくは 2 の届出を 24 時間以内にしたときは、この限りでない。
注) 現行の保健師助産師看護師法第 41 条
第 41 条　助産師は、妊娠 4 月以上の死産児を検案して異常があると認めたときは、24 時間以内に所轄警察署にその旨を届け出なければならない。

第 35　介護保険法の改正
介護老人保健施設について第 32 を準用する。

Ⅶ　施行期日等
第 36　施行期日
この法案は、公布の日から起算して 3 年を超えない範囲内において政令で定める日から施行する。ただし、次の①及び②は、それぞれに定める日から施行する。
① 第 38　公布の日
② Ⅰ、Ⅱ（中央委員会に係る部分に限る。）、第 27　公布の日から起算して 2 年を超えない範囲内において政令で定める日

第 37　検討
政府は、この法案の施行後 5 年を目途として、この法案の施行の状況について検討を加え、必要があると認めるときは、その結果に基づいて所要の措置を講ずるものとする。

第 38　準備行為
○○大臣は、中央委員会及び地方委員会がこの法案の施行の時において業務を円滑に開始するため、この法案の施行の日（以下「施行日」という。）前においても、医療事故調査の試行的な実施その他の必要な準備行為をすることができる。

第 39　遺族からの医療事故調査の求め等に関する経過措置
第 15 の 1 並びに第 32 の(2)及び(3)は、施行日以後の死亡又は死産から適用する。

資料8 医療ADR事件一覧 東京弁護士会分 (2009年1月31日現在)

No.	申立日	申立人(患者or病院)	代理人有無 申立人	代理人有無 相手方	歯科・鍼灸マッサージ・美容整形の場合、その別	あっせん人	応諾or不応諾	開催回数	終局日	結果	解決額	成立手数料の負担(申:相)
1	平成19年8月1日	患者	あり	あり	大学病院	3名	応諾	3回	平成20年4月3日	不成立		
2	平成19年9月12日	患者	あり	あり	鍼灸	1名	応諾	2回	平成19年10月24日	和解	1,128,591	
3	平成19年9月26日	患者	なし	あり		3名	不応諾	—	平成19年12月13日	取下		
4	平成19年9月27日	患者	あり	あり		2名	不応諾	—	平成19年10月22日	取下		
5	平成19年9月27日	患者	なし	なし	国立病院	3名	応諾	3回	平成20年1月11日	和解	300,000	—
6	平成19年9月27日	患者	なし	なし	歯科	1名	応諾	2回	平成19年11月13日	不成立		
7	平成19年9月28日	患者	なし	あり		1名	応諾	—	平成19年10月17日	取下		
8	平成19年10月18日	患者	あり	なし		1名	応諾	1回	平成19年12月13日	不成立		
9	平成19年10月23日	患者	なし	なし	マッサージ	3名	応諾	3回	平成20年7月14日	和解	3,000,000	
10	平成19年11月6日	患者	あり	なし	鍼灸	1名	応諾	1回	平成19年11月27日	不成立		
11	平成19年11月12日	患者	なし	あり		1名	不応諾	—	平成19年11月28日	取下		
12	平成19年11月13日	患者	なし	あり		3名	応諾	2回	継続			
13	平成19年11月16日	患者	なし	あり	歯科	1名	不応諾	—	平成19年12月7日	取下		
14	平成19年11月29日	病院	なし	あり	大学病院	3名	応諾	5回	平成20年11月12日	取下		
15	平成19年12月6日	患者	なし	なし	大学美容整形	1名	不応諾	—	平成20年1月16日	取下		
16	平成19年12月26日	患者	あり	あり	歯科	1名	応諾	1回	平成20年2月7日	取下		
17	平成20年1月7日	患者	なし	なし	大学病院	3名	応諾	5回	平成20年3月26日	取下		
18	平成20年1月21日	患者	なし	あり		3名	応諾	5回	平成20年11月26日	和解	850,000	
19	平成20年1月24日	患者	あり	あり	歯科	1名	応諾	3回	平成20年3月27日	和解	378,000	
20	平成20年2月4日	患者	あり	あり	歯科	3名	応諾	4回	継続			
21	平成20年2月6日	患者	あり	あり	歯科	1名	応諾	1回	平成20年6月17日	不成立		
22	平成20年2月27日	患者	あり	なし	大学病院	3名	不応諾	—	平成20年5月15日	取下		

No	日付									金額
23	平成20年3月6日	患者	なし	なし	大学病院	1名	不応諾	—	平成20年5月12日	取下	
24	平成20年4月11日	患者	なし	なし		1名	不応諾	—	平成20年4月25日	取下	
25	平成20年4月15日	患者	あり	あり		3名	応諾	1回	継続		
26	平成20年5月8日	患者	あり	あり	大学病院	3名	応諾	2回	平成20年9月11日	和解	5,600,000
27	平成20年5月29日	患者	あり	なし	大学病院	3名	不応諾	—	平成20年8月27日	取下	
28	平成20年6月24日	患者	なし	あり	歯科	1名	応諾	—	平成20年7月25日	取下	
29	平成20年6月30日	患者	あり	あり	大学病院	3名	不応諾	—	平成20年9月28日	取下	
30	平成20年7月9日	患者	あり	あり		1名	応諾	3回	平成20年12月16日	和解	1,000,000
31	平成20年8月14日	患者	あり	なし	美容外科	1名	応諾	2回	平成20年11月4日	和解	金額なし
32	平成20年9月9日	患者	なし	なし	大学病院	1名	不応諾	—	平成20年10月4日	取下	
33	平成20年9月22日	患者	あり	あり	美容外科	1名	応諾	4回	平成20年12月10日	和解	900,000
34	平成20年10月2日	患者	なし	なし	大学病院	1名	不応諾	—	平成20年11月5日	取下	
35	平成20年11月12日	患者	あり	あり	総合歯科	1名	応諾	1回	継続		
36	平成20年11月26日	患者	あり	あり	東京都	3名	応諾	1回	継続		
37	平成20年12月11日	患者	あり	なし	美容外科	1名	応諾		継続		
38	平成20年12月16日	患者	あり	あり	内科	1名	不応諾			取下予定	
39	平成20年12月17日	患者	あり	あり	内科	1名	不応諾		継続	説得中	

資料9　医療ADR事件一覧　第一東京弁護士会分 (2009年1月31日現在)

No.	申立日	申立人（患者or病院）	代理人有無 申立人	代理人有無 相手方	歯科・鍼灸・マッサージ・美容整形の場合、その別	あっせん人	応諾or不応諾	開催回数	終局日	結果	解決額	成立手数料の負担(申：相)
1	平成19年11月9日	患者	なし	あり		1名	応諾	5回	平成20年6月12日	和解	1,000,000	1：1
2	平成19年11月15日	患者	なし	あり	歯科	3名	応諾	3回	平成20年4月21日	和解	300,000	1：1
3	平成19年11月16日	患者	なし	なし		1名	不応諾	―	平成19年12月6日	取下		
4	平成19年12月20日	患者	なし	なし	歯科	1名	応諾	3回	平成20年9月4日	取下		
5	平成19年12月21日	患者	あり	あり		1名	不応諾	―	平成20年1月23日	取下		
6	平成20年2月29日	患者	あり	あり		3名	応諾	4回	平成20年11月27日	不調		
7	平成20年3月18日	病院	あり	なし		3名	応諾	4回	平成20年11月18日	和解	3,500,000	1：1
8	平成20年9月12日	患者	なし	あり	歯科	1名	応諾	2回				
9	平成21年1月26日	病院	あり	あり		3名	応諾					

資料10 医療ADR事件一覧 第二東京弁護士会分（2009年2月9日現在）

No.	申立日	申立人（患者or病院）	代理人有無 申立人	代理人有無 相手方	歯科・鍼灸・マッサージ・美容整形、その他の別	あっせん人	応諾or不応諾	開催回数	終局日	結果	解決額	成立手数料の負担（申：相）
1	平成19年10月29日	患者	なし	あり		3名	応諾	3回	平成20年3月4日	和解	2,750,000	相手方負担
2	平成19年12月7日	患者	なし	なし		1名	応諾	3回＋準備期日10回		和解		
3	平成20年2月22日	患者	あり	あり		2名	応諾	2回	平成20年6月26日	和解	3,350,000	1：1
4	平成20年3月10日	患者	あり	あり	美容整形	—	不応諾	—	平成20年3月31日	取下		
5	平成20年4月7日	患者	あり	顧問		—	不応諾	—	平成20年5月20日	取下		
6	平成20年4月15日	患者	なし→あり	あり		3名	応諾	4回	平成20年11月19日	和解	5,430,000	1：1
7	平成20年5月22日	患者	あり	なし		2名	応諾	4回	平成20年10月22日	和解	2,500,000	1：1
8	平成20年6月12日	患者	あり	あり		3名	応諾	2回	平成20年8月31日	和解	500,000	1：1
9	平成20年6月16日	患者	あり	あり		1名	応諾	5回	平成20年10月22日	和解	240,000	1：1
10	平成20年7月23日	患者	あり	あり		—	不応諾	—	平成20年10月10日	取下		
11	平成20年8月6日	患者	あり	なし	美容整形	1名＋補助者	4者のうち2者応諾	次回第5回				
12	平成20年8月6日	患者	なし	あり		2名	応諾	2回				
13	平成20年8月25日	患者	なし	なし	歯科	3名	応諾	次回第4回				
14	平成20年8月26日	患者	なし	相談のみ		—	不応諾	—	平成20年10月1日	取下		
15	平成20年9月29日	患者	あり	あり	介護施設と病院	—	1者応諾、1者不応諾	1者不応諾のため2者と調整中も不応諾		取下予定		
16	平成21年12月11日	患者	あり	あり		3名	応諾	次回第2回				
17	平成21年12月17日	患者	なし	なし		2名	応諾	3/12第1回				

資料 11　東京三弁護士会医療 ADR 仲裁解決事例報告書

仲裁解決事例報告書①

東京弁護士会紛争解決センター運営委員会

事件番号	平成○○年度（仲）第＊＊号
事件名	説明請求事件
当事者	申立人（X_1・X_2）相手方（Y大学）
仲裁申立年月日	平成20年7月9日
終了年月日	平成20年12月26日
審理回数	3回
審理期間	3日間
紛争の価額	70万円
成立手数料	8万4000円
弁護士の有無	双方代理人
終結結果	和解成立

（作成者：○○○○）

事件関係図

申立人　$X_1 = X_2$　　　　　　　相手方　Y大学

　　　　　　│

患者　X_3（＊＊年2月9日死亡）

平成＊＊年2月2日　相手方医療センター内科受診　ノロウィルスとの判断
平成＊＊年2月3日　再受診
平成＊＊年2月8日　意識喪失、救急車で搬送時心肺停止状態、緊急手術
平成＊＊年2月9日　死亡（監察医務員解剖　死因　急性膵炎）

争いの概要

1　申立人の主張

　ノロウィルスと判断して治療したZ医師の説明を求め、今後相手方病院において急性腹症の患者に対し、重症度を適切に評価して、適時適切な検査・診断・治療を行うよう努力することを約束することを求める。

2　相手方の主張

　Z医師診察当時のウィルス性腹症とする判断について過失はない。相手方病院が

今後も真摯に努力することの約束も可能である。またＺ医師の説明の場を設けることについても認める。但し、あっせん・仲裁の場での質問であり、感情的な追及型のものにはならないこと、あらかじめ質問事項を提出してもらいたい。

3　争点
① 　Ｚ医師がウィルス性と判断した理由について
本人はうつ症状があり、本人の腹症について十分な診察を行ったか。
② 　患者の症状が激変した理由について
③ 　Ｚ医師が患者死亡後、遺族に発したことば（カルテは改ざんしていない、検査をすればよかった）の有無、その意味内容

仲裁人の判断

1　判断の経過（和解経過）
　　第１回において双方の説明を聞いたうえで、相手方において説明会に応じること等の上記条件を提示され、申立人に対して提示する。申立人においてこれを了承。
　　第２回では、事前に提出された申立人の質問事項について、あっせん・仲裁人の意見で修正し、かつ第３回目で実施予定のＺ医師説明の実施方法について、双方の意見をまとめた。
　　第３回では、Ｚ医師の説明会を実施する。質問事項をあっせん・仲裁人において読み上げ、説明を受ける。説明について補充質問を本人らに求め、その内容をあっせん・仲裁人が質問の形式にまとめて、Ｚ医師に質問するなどで、計１時間３０分の説明会を実施した。
　　Ｚ医師は、緊急手術後患者のカルテを見ており、患者の激変についてイレウスによるショック状態として、極めて短時間に症状が生じたきわめて不幸なできごとであるとの判断を持っていたこと、患者死亡後の遺族に対する発言内容は否定し、患者にその後も通院を求めていればという反省を述べた。
　　そのうえで、和解条項をまとめた。この際に申立人の相手方に対する未払治療費７０万円弱について、申立人より免除の申し出があり、相手方はこれを了承した。また、成立手数料についても相手方負担で同意した。

2　結論

和解条項としては、説明会を実施したうえで、下記内容を約束するものであった。
① 相手方は本件経過を貴重な教訓として、よりよい医療を目指して真摯に努力すること
② 申立人は相手方及び関係者に対する裁判所裁判外の一切の請求を行わない。
③ 申立人及び相手方には債権債務なし（実質上治療費免除）
④ 成立手数料は相手方負担

> その他

1　参考資料，判例等
　特になし
2　その他本件で特に苦労された点，同種事件へのアドバイス等
　監察医の所見による急性膵炎については、膵臓の表面的なものであり、内部からの浸潤によるものではないこと、急性膵炎を示す血液検査結果も救急に来てからの悪化であったことなどから、救急に運ばれるに至った直接の原因ではないであろうという点で申立代理人及び相手方代理人も一致していた。そのため何が原因かについてはあっせん・仲裁人についても、よく分からない状態であった。
　申立人らはＺ医師がノロウィルスとの判断を軽々にしたと考えており、説明会でも納得してはいないようであったが、一般的にはそれ以上の検査を行わないし、翌日にも診療を行っており、熱が下がったことで診断は正しかったという説明にそれ以上の追及はなかった。
　精神疾患を患っていたので、十分なコミュニケーションが取れていなかったのではという点も申立人らの懸念でもあったが、前にも診断したことがあり、そのような事実はなかったことをＺ医師が説明することで申立人らは納得したものである。
　急性疾患による患者の死亡は遺族に様々な混乱を生じさせ、その原因も明確ではないと、不審が残るものではあるが、あっせん・仲裁の場で感情的なやりとりではない事実関係の説明を確認することで、遺族の気持ちの区切りになることから、かかる場にあっせん・仲裁事件の場を利用することは適切である。
　但し、説明会を行ったとしても損害賠償請求訴訟への可能性もあり、その場合の説明会の持ち方には工夫をすべきであろう。

以上

仲裁解決事例報告書②

第一東京弁護士会仲裁センター運営委員会

事 件 番 号	平成○○年度（仲）第＊＊号
事 件 名	医療過誤　仲裁申立事件
審 理 回 数	2 回
審 理 期 間	第1回期日より終了まで37日間 但し、申立時より終了時まで約1年1か月 （なお、下記本文の「本件の進行経過」欄参照）
紛 争 の 価 額	500,000円
成 立 手 数 料	42,000円
弁護士の有無	☐双方無し
終 結 結 果	☐和解成立

(作成者：○○○○)

申立人（形成外科医師）
相手方（患者：マジシャン）

本件事案の概要

1　申立の趣旨

　申立人が、相手方に対して実施した本件手術により、相手方に生じた後遺症について、補償額の算定を求める。

2　申立の理由

(1)　申立人Xは、個人医院を経営する形成外科医師であるが、相手方Y（マジシャン）の申込みを受けて、平成19年4月7日、同人の両頬骨の張り出しを減少させる目的で、左右頬骨弓部の一部を削り取る手術（以下「本件手術」という。）を実施した。
(2)　ところが、その翌日から相手方の右眉の挙上が不可能な状態になった。
　この状態は、本件手術後本件申立時までの間に、ある程度改善が見られているが、いまなお、両眉を挙上しようとした場合に、右眉の挙上が十分でないために、左右眉の挙上に不均衡（差異）が生じる状況にある（以下これを「本件後遺症」という。）。
(3)　本件手術の態様は、相手方の左右もみあげ付近を切開し、その開口部から機材を用いて左右の頬骨弓部の骨膜を剥がし、骨膜下の骨を取り出してこれを細分化した後に再配置して、同開口部を縫合し、これによって、頬骨の張り出しを押さえる、というものである。

(4) 本件後遺症は、申立人が、執刀の際に相手方の頬骨骨膜上を横切る顔面神経側頭枝を、骨膜剥離の際に、牽引したために、神経を損傷させたことに起因するものと推定される。
(5) 本件手術のような、頬骨弓部の一部を削り取る手術において、眉の挙上に支障をきたすことは、極めて稀であるが、これを完全に防止することはできない。
　このような後遺症が生じたときには、事後にこれを緩和しつつ回復を図る以外には適切な方法はない。
(6) 申立人は、相手方に対し、本件手術以降これまでの間、注射、マッサージ等によって、後遺症の緩和ないし改善の措置を講じており、その効果は相当程度生じている。
　しかし、本件後遺症が完全に消失するとの見込みないし保証は、現時点においては困難である。

3　申立の理由に対する相手方の答弁と主張

(1)　答　弁
申立の理由(1)ないし(3)の事実は認める。
同(4), (5)の事実は知らない。
同(6)の前段の事実は認める。

(2)　主　張
仮に、本件手術において、眉の挙上に支障をきたすこと、すなわち本件後遺症の発生を完全に防止することができないものであったとしても、相手方は、本件手術に先だって、申立人からそのような説明を受けておらず、したがって、相手方がそのことを了解した上で、申立人に本件手術を依頼したものではない。

　およそ、人にとって、眉の挙上に支障をきたすことは、軽視できない障碍であり、とりわけ、相手方はマジシャンという職業柄、右眉の挙上に支障があって両眉の挙上に偏頗をきたすことは重大である。

4　相手方の主張に対する申立人の答弁

　申立人が、本件手術を行うに当たり、相手方に対して、眉の挙上に支障をきたすことを完全に防止することができないことを、本件手術前に開示していなかったことは認める。

5　本件の争点

(1) 本件後遺症が発生したことについて、申立人に過失があるか
(2) 相手方が本件後遺症によって被った損害額はいかほどか

本件の進行経過

1　本件の申立時から第１回期日指定までの経緯について

　本件の申立は、平成１９年８月１３日にされたのであるが、第１回期日は、申立後約１年を経過した平成２０年８月２１日に指定されたので、この間の経緯について一言する。

　仲裁人候補者○○○○（以下「仲裁人」という。）は、本件が受理されたので、通例に従い、その約１か月後の平成１９年９月２６日を第１回期日の候補日として、仲裁センター職員（以下「担当者」という。）から、まず申立人にその旨の連絡をしてもらったところ、申立人より、
「本件相手方の後遺症は、未だ固定しておらず、今後改善の可能性があり、相手方は現在、申立人の医院において、その治療を受けているので、この治療経緯を見るために、期日を３か月程度先にして欲しい。この事は、相手方も了解済みである。」
との返答があった。

　仲裁人は、担当者からこのような報告を受けたことにより、本件にあっては、多くの医療過誤訴訟事件の当事者間で、通常みられるような鋭い対立がないばかりでなく、却って、本件の当事者間には、未だ相当程度の信頼関係が存続している可能性が高いものと判断した。

　そこで、仲裁人は、期日の指定に関する当事者の上記要望を了承すると共に、担当者と相談の上、今後仲裁センターとしては、当事者の合意ないし了解を基本として弾力的対応を図ることができる**仲裁事件の特質**が十分に発揮できるよう、この両当事者間の信頼関係を十分尊重し、その関係が今後も継続するよう配慮しつつ、進行を図ることとした。

　その結果、次回期日の指定は当分見合わせることとし、その場合、本件は、相当長期にわたり、期日の指定がされないまま経過することが予想されたので、この間、仲裁センターとして、本件を無関心でいるのではないことを当事者に明らかにする意味で、担当者から申立人に対し、相手方の後遺症の経過に関する状況その他どのようなことでれあれ、遠慮なく仲裁センターに連絡されたい旨を伝えておいてもらった。

　なお、長期間期日未指定のままにすることを避けるために、期日指定を適宜に行った上、当事者双方からの期日変更申請を認める方法もあり得る（民事訴訟手続にあってはこの方法が一般的である。）が、当事者間に信頼関係が存続し、申立人が窓口となってその役割を果たそうとしている本件において、当事者にこのような形式を踏ませることは、当事者（特に相手方）の負担となって当事者間の信頼関係に悪影響が及ぼし、延いては仲裁事件による解決を逡巡する恐れもなしとしないと考えて避けることとした。

　かくして、本件では上記のとおり、申立後約１年の間、期日が未指定のままであったが、この間、担当者と申立人との間においては、相手方の後遺症等に

ついて、適宜緊密な連絡が取り交わされており、仲裁人は、担当者からその都度報告を受けていた。

このような経過を経て、平成20年8月初旬、担当者と申立人当事者の打合せに基づき、仲裁人は第1回期日を指定した。

2 第1回期日（平成20年8月21日　午前10時）の状況

(1) 当事者双方は、所定時刻に出頭した。

当事者は、双方とも良識を備えており、仲裁人からの仲裁事件の特質や本件の進行等に関する説明をよく理解し、仲裁手続による解決を希望した。
申立人は、自己の言い分を厳しく主張したが、誠実な人柄であり、本件後遺症については真摯に受け止めている態度であった。

一方、相手方は、気性に激しいところも見られたが、仲裁人の意見や説得には耳を傾け真摯に対応した。

このような次第で、事案の性質上、その解明には相当の時間を要したものの、双方とも格別隠し立てするようなところは見られなかったので、第1回期日において事案の全貌をほぼ解明することができ、その概要は、上記「本件事案の概要」に記載したとおりである。

(2) 仲裁人は、この事実関係を前提として、当事者双方から、それぞれ個別に和解案の提示を求めたが、両者の隔たりは意外に大きく、容易に歩み寄れる状況にはなかった。

仲裁人としては、この段階でなお検討すべき事項（その主要な点は、後遺症の今後の推移に関する予測、これに対する現時点での損害額の算定など）が残されていたので、仲裁人からの具体的和解案の提示は差し控えることとし、当事者双方に対しては、①和解金額を確定する上で考慮すべき事項、②本件後遺症に対する今後の治療等の扱いをどのようにするかなど、当事者として検討しておくべき事項を指示した上、期日を終了した。

3 第2回期日（平成20年9月26日　午前10時）の状況

(1) 本件について、事案の内容及び争点は、既に明確にされていたことから、仲裁人としては、前回期日以降検討した結果を基にして和解の素案（別紙和解条項とほぼ同様のもの）を事前に起案した上で期日に臨み、当事者双方から、前回期日に指示しておいた事項についてそれぞれ個別に見解を聞いた。

(2) ところが、この段階で、当事者双方から、「本件を、是非とも本日和解により解決して欲しい。ついては、仲裁人の和解案を聞きたい。」との発言があった。
そこで、仲裁人は、些か早計かとも考えたが、予め起案しておいた素案の書面を両当事者に同時に提示して、このように判断した理由を説明した。

(3) 上記①の和解金額については、前回まで双方の主張に大きな隔たりが残されていたが、意外にも仲裁人の説明に双方とも格別の異を唱えることなく了承の意向を示した。

　ところが、仲裁人として頭を悩ませていたのは、上記②の点、すなわち、本件後遺症に対する今後の治療等の扱いをいかに定めるべきか、の点であった。

　この二つの点については後記「本件の和解条項に関する仲裁人の判断」で触れる。

本件の和解条項に関する仲裁人の判断

1　和解金額の算定について

　本件にあっては、上記の「本件事案の概要」から明らかなとおり、本件手術を実施した申立人に医療契約上の過失があり、損害賠償義務は免れないところ、和解金を算定するに当たっては、まず、本件後遺症による相手方の財産上及び精神上の損害をいかに見積もるべきかである。

　いまここで、和解に現れた一切の事情を明らかにした上で、仲裁人がいかに判断したかを縷々述べるのは適当でないので差し控えることとし、参考までに、本件において考慮されるべき事項（当事者が考慮して欲しいと主張した事実を含む。）として、次の数点を記載するにとどめる。

(1) 交通事故や労災をはじめ、本件のような医療行為により、顔面に生じた醜状については、多くの判例が存在するが、本件は、右眉の挙上に支障があるというものであって、比較的希なケースである。

　また、相手方は、上記のとおり３７才の男性で、「職業はマジッシャンである。」とのことであり(もっとも、事実関係を聴取する中では、相手方は、音楽や演劇に関するプロモーターのような仕事をしているようでもあった。)、また、同人は自分の頬骨の張りを手術によって改善しようとするほどに相貌を気遣う性格であったと解すべきであろうから、損害額算定に当たっては、このような諸事情をいかに評価すべきかは検討に値する問題であろう。

(2) 本件手術の代金は、約２２万円であって、この種の手術としては、かなり低額のようであり、申立人によれば５０万円から８０万円が通例であるとのことであった（試みに、仲裁人がインターネットを通して見たところ、５０万円以上の例が多いようであった。)。

　申立人は、和解金の算定に当たりはこの点を十分に斟酌して欲しいと主張した。

(3) すでに記載したとおり、申立人は、相手方に対し、これまで誠意をもって、注射、マッサージ等による後遺症の緩和ないし改善の措置を講じており、

近時その効果が徐々に高まってきているところ、その費用の負担については、当事者間に格別の合意はないので、申立人が事実上これを負担してきており、これまでのところ相手方には請求していない。

　申立人は、この費用負担についても和解金額算定に当たり、考慮して欲しいと主張し、一方相手方は、この費用は当然に申立人が負担すべきものであると主張した。

2　和解成立時以降の、本件後遺症に対する改善（緩解）治療について

(1) 本件後遺症については、手術直後からこれまでの間、申立人において、相手方に対する改善（緩解）治療として、注射、マッサージ等の措置を、専ら申立人の費用を以て行ない、これによって、症状にかなりの改善ないし緩解が見られていることは、当事者双方が認めるところである。

　ところで、相手方は、今後もこのような関係の継続を強く希望するのに対し、申立人は、本件和解成立の時点において、けじめを付けて欲しい、と強く要望した。

(2) 本件後遺症を巡る両者の上記関係は、双方の信頼関係をこれまで維持する上で重要な役割を果たしてきたものと考えられる。
　そうしてみると、当事者双方が、それぞれその立場から上記のような各主張をすることは、十分理解できるところである。

　そこで、仲裁人としては、
① 本件後遺症が今後いかなる経緯を辿るかは何人といえども予測することは不可能であること（なお、この点に関して、〇〇国立大学医学部医師の鑑定的意見書によれば、本件後遺症の如きは、その経過が極めて多様であることが記載されている。）、
② それ故に、この予測しがたい事項を前提として、それぞれの場合について和解条項を定めることは極めて困難であり、また、仮にそれを定めたとしても、本件後遺症の今後の経過如何によっては、その和解条項を巡って新たな紛争を惹起するおそれが無いとは言えないことから好ましくないこと、
等を説明し、当事者双方もこれを了承した。

(3) 以上のような点を併せ検討し、仲裁人は、和解成立時以降の、本件後遺症に対する改善（緩解）治療については、当事者双方がこれまでと同様、誠実に対応するよう期待することとし、本件和解条第3条のとおり、いわゆる精神条項とするにとどめた。

本件和解条項

和解契約書

申立人　　形成外科医師
相手方　　患者：マジシャン

和解条項

第1条
　　申立人と相手方とは、「申立人が、相手方の申し込みにより、平成19年4月7日相手方に対し、相手方の両頬骨の張りを減少させるための両頬骨弓削り手術（以下「本件手術」という。）を施行したところ、相手方に右眉の挙上が困難な状況が生じ、この状況が、本件手術後今日まで、徐々に改善されつつあるものの、現在なお継続していること（以下、現在継続しているこの支障を「本件後遺症」という。）を相互に確認する。

第2条
　　申立人は、相手方に対し、本件後遺症を含む本件手術に関する紛争の解決金として、金50万円の支払い義務があることを認め、上記金員を平成20年10月30日限り、相手方名義の普通預金口座（〇〇銀行〇〇支店、普通預金口座、口座番号〇〇〇〇〇〇、口座名義人：〇〇〇〇）に振り込んで支払う。この振り込み手数料は申立人の負担とする。

第3条
　　申立人は、相手方に対し、今後相手方より本件後遺症の改善に関する相談、医療上の措置を求められたときには、これまでと同様、誠意を持ってこれに対応することを確約する。

第4条
　　申立人と相手方とは、本件手術に関する一切の紛争は、本和解によってすべて円満に解決したことを認め、本和解条項に定めること以外には、何らの債権債務の無いことを相互に確認する。

第5条
　　この和解の成立手数料金4万2000円（消費税を含む。）は、申立人と相手方において、その2分の1ずつ（各金2万1000円）を負担することとし、これを各自第一東京弁護士会仲裁センターに遅滞なく支払う。

　本件和解成立の証明として本書を3通作成し、当事者双方が各1通、仲裁センターが1通を保有する。

平成20年9月26日
　　　　申立人　　　　X
　　　　相手方　　　　Y
　　　　第一東京弁護士会仲裁センター
　　　　　立会人　弁護士　〇〇〇〇

○ **参考判例**

東京地裁／平成13年7月26日判決
　　　　　判例タイムズ1139号219頁以下
東京地裁／平成17年11月21日判決
　　　　　医療訴訟ケースファイルN02 − 280頁以下
東京地裁／平成17年4月25日判決
　　　　　医療訴訟ケースファイルN02 − 453頁以下
大阪地裁／平成17年12月19日判決
　　　　　医療訴訟ケースファイルN02 − 461頁以下

仲裁解決事例報告書③

第一東京弁護士会仲裁センター運営委員会

事 件 番 号	平成○○年度（仲）第＊＊号
事 件 名	慰謝料請求等仲裁事件（医療）
当 事 者	申立人（□法人　☑個人）　相手方（☑法人　□個人）
仲裁申立年月日	平成 19 年 11 月 9 日
終 了 年 月 日	平成 20 年 6 月 12 日
審 理 回 数	5 回
審 理 期 間	216 日間
紛 争 の 価 額	1,000,000 円
成 立 手 数 料	84,000 円
弁護士の有無	☑申立人　☑相手方　□双方無し
終 結 結 果	□仲裁判断　☑和解成立

（作成者：○○○○）

事件関係図

申立人		相手方
患者　X		Y大学（国立）付属病院
	⇔	
（母親　Z）	（診療契約）	A医師，B医師，C医師

【治療期間】

平成10年1月～平成16年6月

【診断名】

下口唇血管腫

【診療の経緯】

申立人（患者）は10代（初診時）・女性

H10.1	A医師が診察し、口唇血管腫と診断
	治療としてまず3月にレーザー治療を予定。その後に一部切除術。
3	B医師がレーザー照射（1回目）
	照射後に口唇が腫脹　→3ヶ月後にもう一度レーザー照射とする。
7	レーザー照射（2回目）
	照射部位が潰瘍化　→　経過観察
H11.1	潰瘍が改善したと判断
3	A医師が下口唇一部切除
4	抜糸時に痺れの訴えあり
H13.2	レーザー照射（3回目）

	照射後潰瘍化
H16.5	C医師がレーザー照射（4回目） 照射後、口唇が腫脹 腫脹は引いたが、血管腫は残存、下口唇周囲が瘢痕化。

【本件仲裁事件に及んだ経緯】

・平成19年2月、Y大学病院で診療経過に対するクレームを主張。
　クレームの要旨は、
　①説明なくレーザー照射をおこない、結局瘢痕が残ったこと
　②治療を受けたにもかかわらず、口唇部には血管腫が未だ残っており、歯科も皮膚のつっぱりによって痺れ、痛みがあること
　③上記の経過について「唇の血管腫は植木と同じなので成長と共に膨らんでくる。伸びてきたら切ればよい」と言われたことで精神的なショックを受け、正常な社会生活ができなくなっていること

・これに対する病院側からは「当院ではこれ以上治療できない。他院を紹介する。病院として今後の対応について会議を開いて検討する。」との対応。

・平成19年8月、紹介された他院で診察を受けたところ「この傷はもう治らない」との説明をうける。

・母親（Z）が、再びY大学病院に対して対応を尋ねたところ「現状を知りたいので受診してほしい」との回答。

・しかし、患者本人（X）は本件治療後、口唇部の瘢痕を気にして仕事もやめてしまい、家に引きこもった状態で受診も拒否。母親が、往診してもらうか、写真を送るので確認してほしいと病院に求めたが、病院側からは拒否される。

・その後、母親が弁護士に相談したところ「既に最初の治療から10年近くが経過しており時効も近い。早く解決を図るべき」との助言あり。

・母親が法テラスへ電話で相談した際、当仲裁センターのことを聞き、電話で当会へ照会あり。何とか解決を望んで、母親と本人の連名で申立てに至る。

・申立に対し、相手方（大学）は「仲裁合意には応じないが期日には出頭する」との対応。

争いの概要

1　申立人の主張
・顔に残った痣、傷、痺れで夜も眠れず、悩み苦しんでいる。
・レーザー治療によって顔に傷を付けたのだから、慰謝料や治療費を払ってほしい。
・院長、医師は誠意をもって謝罪すべきである。

・顔の傷を治してくれる医師を紹介してほしい。

2　相手方の主張
・現在の症状の把握や治療方法の検討のために受診を勧めているが応じていない。
・従って現症状についてはわからない。但し、診療経過については概ね認める。
・但し、診療途中において、予定した受診をしなかったり、予定したレーザー照射を受けなかったりした経過があり、患者側から診療に対する協力を得られていない。

> 仲裁人の判断

1　判断の経過（和解経過）
【手続上の問題点】
(1) 申立人は誰か？
　　また申立人側（X，Z）はどうやって病院の責任や自己の損害を主張立証するのか

　　・本人の出頭不能。心療内科で投薬治療中
　　　　どうやって事情を聴取する？どうやって症状を確認する？
　　　　そもそもどうやって意思を確認する？
　　　　⇒本人不在でこの手続を行うことは可能か？
　　・現症状に関する確認不可（治療の可否、損害の有無）

(2) 相手方は、この手続を通じて解決する意向があるのか
　　・組織としての問題（旧国立大学病院）
　　・本件治療に関する評価は？
　　・何より現状を確認できていない状況の下で、どうやって検討する？

(3) 初診（または初回レーザー治療）から 10 年近くが経過
　　・時効の中断について当事者に確認

【紛争解決のための問題点】
(1) 瘢痕形成は行われたレーザー照射の手技ミスによるのかどうか
　　・血管腫に対するレーザー治療の現実
　　・適応
　　・照射量、回数
　　・治療成績、合併症の現状

(2) 手技ミスではないとして、医療機関として責任はないのか
　　・本件の治療経過における最大の問題
　　　「治療方針についての説明」
　　　　　これに対する資料・記録の欠如
　　　「レーザー照射治療についての患者の理解」
　　　　　長期に亘る診療経過の中で誰も患者の心理状況に気づいてない

(3) 申立人は解決のために何を求めるのか
　　　・金銭か、謝罪か、治療か
　　　　治療は困難であるのが現実
　　　　謝罪は？　国立系大学病院とその勤務医が応じる余地はあるのか？
　　　　金銭？　いかなる評価が可能か？　相手方は応じるのか？

　(4) 最後の問題＝本人の意思確認
　　　・代理人の受任と協力

2　結論

　(1) 和解

　(2) 謝罪文の交付

　その他

1　感想
(1) 本件について

　・事件の受付時の事務局の対応について
　　申立人の仲裁センターに対する信頼、期待
　・手続的な支障に対する各当事者の協力

(2) 医療ＡＤＲについて

　・単独か合議か
　・訴訟とは異なる医療紛争解決の道

以　　上

仲裁解決事例報告書④

第一東京弁護士会仲裁センター運営委員会

事件番号	平成○○年度（仲）第＊＊号
事件名	請求事件
当事者	申立人（X）　相手方（Y）
仲裁申立年月日	平成19年11月15日
終了年月日	平成20年4月21日
審理回数	4回
審理期間	158日間
紛争の価額	300,000円
成立手数料	25,200円
弁護士の有無	相手方あり
終結結果	和解

（作成者：○○○○）

事件関係図

X（患者）　―　Y（歯科医師）

争いの概要

1　事案の概要

　　Xは、顎関節痛を主訴としてY歯科医院のY歯科医師の診療を受けた。

　　Y歯科医師は診察の上、関節痛の改善のために舌小帯手術（舌小帯を切って縫合することで襞の長さを延長する手術）を行うことを勧めた。

　　Xは、再診時に手術をすることに同意し、三度目の診療の際に、外来日帰りで舌小帯手術が施行された。

　　手術後、Xは舌の痛みを訴えて3回にわたってY歯科医師の診療を受けたが改善せず、Y歯科医師の紹介により他院を受診したが本人の訴えは改善しなかった。

　　翌年までにXはY歯科医師を16回受診するとともに、併行してA大学病院歯学部、B大学病院歯学部、C医師を受診した他、気功、針、整体、マッサージ、漢方薬等さまざまな治療を行ったが症状の訴えは軽快しなかった。

2　申立人の主張

1）手術の必要性とインフォームド・コンセント

　　他の医師から、①顎関節痛の治療のために舌小帯手術が必要であったかどうか、②咬合の治療もせずに舌小帯手術を行ったことが適切だったかどうか、などの点

について疑問が呈されている。
(2) 現在の症状と因果関係
　　顎関節痛や、舌の裏側の疼痛があり、日常生活の会話にも支障をきたしている。

3　相手方の主張
(1) 手術の必要性とインフォームド・コンセント
　　手術の必要性についての判断には合理的な根拠があり、Xに対して初回と2回目の診察時に模型を使用して適切な説明を行った。
(2) 現在の症状と因果関係
　　手術部位には、Xが訴えるような神経障害を生じるような神経は走行しておらず。Xの訴える症状が本件手術から生じることは、解剖学的に考えられない。

仲裁人の判断

1　判断の経過（和解経過）
　　Y歯科医師からは歯科学的な説明を求める一方で、XからはY歯科医師を含めて多数の医師の診療を受けてきた経過と心情について傾聴することを中心として、接点を模索した。

2　結論
　　頭書のとおりの和解金支払いにより和解。

その他

1　参考資料，判例等

2　その他本件で特に苦労された点，同種事件へのアドバイス等
　　和解額の見通しと提示のタイミング、XとY歯科医師の納得をどのようにして得るか、さまざまな配慮がなされた。

仲裁解決事例報告書⑤

第一東京弁護士会仲裁センター運営委員会

事件番号	平成〇〇年度（仲）第＊＊号
事件名	医療過誤紛争解決申立等請求事件
当事者	申立人（法人）　相手方（患者）
仲裁申立年月日	平成 20 年 3 月 18 日
終了年月日	平成 20 年 11 月 18 日
審理回数	4回
審理期間	245日間
紛争の価額	3,500,000円
成立手数料	267,750円
弁護士の有無	双方有り
終結結果	和解成立

（作成者：〇〇〇〇）

事件関係図

X　医療法人・・・・・・・・・・・Y　患者(46歳女性)

　A　担当医師

　　　　　　　　平成18年1月19日　右環指骨腫瘍の診断
　　　　　　　　　2月　7日　誤って右中指に手術施行

争いの概要

1　申立人の主張

　手術直後、誤手術のこと、金銭補償の話し合いをする用意があることなど説明。手術後の治療継続しつつ、2月28日以降、相手方弁護士とX病院との折衝開始。12月以降、X側弁護士と金銭補償問題の折衝開始。

　相手方からは後遺症等級12級相当を前提に865万円余の請求書が送付されたが、申立人としては、相手方の主張する右中指痛、関節可動域制限、手術瘢痕周囲の痺れ、疼痛等の症状は心因性のもので、本件事故に起因する後遺症は存在せず、したがって後遺症慰謝料、逸失利益を認めることはできない。治療費、交通費、入通院慰謝料（入院1日、通院延べ35日のところ、3.5倍の約4か月で計算）等で合計90

万円余りの補償を回答。その後弁護士同士の折衝でも、相手方は500万円下回る額での解決は困難との意向であり、当事者間での交渉が頓挫したため、医療ADRでの適正な金額での解決を求めて申し立てた。

担当医師Aによる後遺症診断書は、誤手術の自責の念から、Yの主訴をすべて取り入れて記載したにすぎない。

2 相手方の主張

Yの後遺症は、後遺障害等級12級13号（局部に頑固な神経障害を残すもの）に該当する。

後遺障害の逸失利益については、基礎収入は、現在子育て中（中2、小5）で、パート従業員（貴金属宝飾店の事務）の仕事しかできないが、将来的には稼動時間も増えるので、女子短大卒40～44歳の平均賃金によるべきであり、労働力喪失率、喪失期間は、症状固定後10年間が14％、その後13年間が5％とすべきである。また、通院慰謝料は、受傷から、症状固定の平成19年3月13日（後遺障害診断書の日）まで12か月で、医師の重大な過失によるものであるから、通常の2割増しとすべきである。

以上により、弁護士費用、遅延損害金を含めて、損害額は1423万円余となる。

3 争点

ア Yに後遺障害が認められるか。その等級。
イ Yの基礎収入について、将来的な稼動時間増加を斟酌できるか。
ウ Yの強い被害感情を緩和する方法

> 仲裁人の判断

1 判断の経過（和解経過）

仲裁人3人で合議の結果、Yの後遺障害を裏付ける資料としては、担当医師Aが、作成した「後遺障害診断書」があるが、「手術瘢痕周囲の痺れ、疼痛」、「右中指関節の可動域制限」等の記載は、Yの自覚症状の主訴をそのまま記載したもので、症状の

性格上、他覚的所見とは認めがたく、厳密には、12級はもとより、14級の後遺障害認定も難しい。したがって、仲裁判断は困難ではないかと考えられた。しかし、Yの自覚症状の主訴を、故意に誇張していると断定することもできないことから、後遺障害等級の14級（1手の親指及び人差し指以外の手指の末関節を屈伸することができなくなったもの、局部に神経症状を残すもの）に準じて賠償額を考えてはどうかと、第1回期日に、双方に提案したところ、双方、申立書、答弁書の記載とは異なり、基本的に同意が得られた。

そこで、第2回期日に向けて、申立人には、14級を前提に、現実収入（年収約181万円）と、女子短大卒平均収入をそれぞれ基礎とし、労働能力喪失期間を5年、10年、15年、20年とした逸失利益を試算表の提出を要請し、相手方からは、Yの収入増加の見通しについての準備書面、幼稚園教諭1級免許状などが提出された。

試算表によると、14級前提で、障害慰謝料は90万円、後遺症慰謝料は110万円、逸失利益は、現実収入基礎では5年で約39万円、10年で約70万円、女子短大卒収入基礎では5年で約93万円、10年で約166万円、これらに、休業損害、交通費、治療費等を含めた賠償額は、合計で、現実収入基礎では、5年で約250万円、10年で約281万円、女子短大卒収入基礎では、5年で約305万円、10年で約378万円となる。これらの数字をにらみ、合議の上、第2回期日に、双方に、300万円プラスαを提案。あわせてYの被害感情宥和の方法として謝罪条項を入れることを提案し、次回までに検討を求めた。なお、申立人には、「α」として50万円の上積みの検討を求めた。

期日外の双方代理人間の詰めの交渉を経て、第3回期日では、双方350万円について基本的に合意ができそうになったが、Yは、賠償額の一部でも医師個人に負担させてほしい、そうでないと、A医師は、何の痛痒も感じないで終わることになるといい、刑事告訴まで代理人に打診したという。しかも、謝罪条項を書き入れるだけでは済まず、直接対面して謝罪を求めたいという。

このうち、賠償金の一部を医師個人が負担する問題については、相手方代理人のYへの説得により納得したが、最後に、謝罪の方法の問題が残り、次回までに、申立人において検討することになった。

期日間の検討で、申立人側は、A医師が直接謝罪するとともにその際謝罪文も交付することに同意し、双方の要請により、最終和解期日の前日、弁護士会の一室で

の謝罪の場に仲裁人（小職）が立ち会った。

2　結論
　　第4回期日において、別紙のとおり、謝罪及び謝罪文交付、受領の事実確認を含む和解成立。

　その他

　本件は、双方1年余の間、代理人弁護士を通じての事前交渉を経て互いに問題点は十分煮詰められていた事案である。双方の言い分は当初随分隔たりがあったが、双方とも着地点は考えて臨んだと思われ、柔軟な対応であった。ことに、第1回期日で、14級前提で金額を詰めていくことに双方の合意が得られたことが大きかったが、これには、双方の協力のさることながら、医療事件の経験豊富な専門仲裁委員の関与、協力により、仲裁人間で、すんなりと方向付けができたおかげと思う。
　相手方Yの被害者意識が極めて強かったことが特徴であったが、小職の謝罪条項の提案からさらに進んで、Y医師の直接謝罪、謝罪文交付という手厚い宥和の方法がとられて、円満解決となった。和解成立日の相手方Yのすっきりした顔が印象的であった。

以上

仲裁解決事例報告書⑥

第二東京弁護士会仲裁センター運営委員会

事 件 番 号	平成○○年度（仲）第＊＊号
事 件 名	医療過誤に対する損害賠償請求等　和解あっせん事件
当 事 者	申立人（☐法人　☑個人）　相手方（☑法人　☐個人）
仲裁申立年月日	平成19年10月29日
終 了 年 月 日	平成20年3月4日
審 理 回 数	3回
審 理 期 間	128日間
紛 争 の 価 額	2,750,000円
成 立 手 数 料	220,000円
弁護士の有無	☐申立人　　☑相手方　　☐双方無し
終 結 結 果	☐仲裁判断　　☑和解成立

（作成者：○○○○）

事件関係図

1　当事者
　　X　患者本人
　　Y　病院

2　仲裁人　3名

3　経過
　　H18年9月　　　X，Y病院受診し，両下肢静脈瘤との診断
　　　11月上旬　　入院（当初は手術1回，数日で退院予定）
　　　　　　　　　手術3回
　　　12月下旬　　退院

争いの概要

1　申立人の主張
　①手術の際，血管を損傷，人工血管再建手術2回を要した。
　②入院が長引き，勤務先の退職を余儀なくされた。人工血管も閉塞し，むくみ，しびれが残存。
　③損害
　　ア　給料補償　25.2万円
　　イ　機能障害に対する賠償　110万円
　　ウ　慰謝料　入院2ヶ月，通院1年　261万円
　　エ　見舞金　300万円
　　　　医療過誤にもかかわらずY病院が健保診療とし，高額療養費の返還を受け同額をY病院に返金するよう求めているが不当である。
　　オ　今後5年間の定期検査費用の負担

カ　予想外の後遺症を生じた場合の補償

2　相手方の主張
　①ADR手続であることに鑑み，現時点では責任原因についての積極的な反論はしない。
　②Xは12月初頭には退院が可能だった。
　③むくみは改善，しびれは本件と無関係。
　④損害
　　ア　給料補償　支払済　　　　　　　　　　　　　　　　　　　0円
　　イ　機能障害に対する賠償　後遺障害，労働能力喪失無し　　　0円
　　ウ　慰謝料　入院2ヶ月，通院1ヶ月分程度
　　エ　見舞金　法的根拠無い　　　　　　　　　　　　　　　　　0円
　　オ　定期検査，後遺症補償も理由無い

3　争点
　①損害
　②高額療養費返還の取扱い

[仲裁人の判断]

1　判断の経過（和解経過）

1）第1回期日　あっせん案提示
　ア　休業損害　　　　　　　25.2万円
　イ　後遺症慰謝料　等級外　50万円
　ウ　入通院慰謝料　Y主張による　120～122万円程度
　エ　見舞金　　　　　　　　100万円
　オ　今後の定期検査　　　　1年間

2）期日間　あっせん案に対する回答
　X　成立手数料Y負担を条件に受諾
　Y　①休業補償は見舞金に含めるべき
　　　②無償定期検査は不可
　　　③Xが高額療養費の返還を受けるのは二重取り，控除すべき

3）第2回期日　あっせん案
　ア　休損は見舞金に含め，成立手数料はY負担
　イ　高額療養費は，Xが請求しない条項
　ウ　和解金270万円+5万円（無償検査無しで），成立手数料Y負担
　→　X受諾

4）第3回期日
　　Y受諾，成立

2　結論

ア　和解金275万円
　　イ　医師免責
　　ウ　X高額療養費請求しない
　　エ　秘密保持
　　オ　その他

> その他

1　参考資料，判例等

2　その他本件で特に苦労された点，同種事件へのアドバイス等

仲裁解決事例報告書⑦

第二東京弁護士会仲裁センター運営委員会

事 件 番 号	平成○○年度（仲）第＊＊号
事 件 名	医療過誤に対する損害賠償　和解あっせん事件
当 事 者	申立人（☐法人　☑個人）　相手方（☐法人　☑個人）
仲裁申立年月日	平成２０年２月２２日
終 了 年 月 日	平成２０年６月２６日
審 理 回 数	２回
審 理 期 間	１２６日間
紛 争 の 価 額	３，３５０，０００円
成 立 手 数 料	２５０，０００円
弁護士の有無	☑申立人　　　☑相手方　　　☐双方無し
終 結 結 果	☐仲裁判断　　☑和解成立

（作成者：○○○○）

事件関係図

1　当事者
　　X　患者本人
　　Y　個人医院

2　仲裁人　2名

3　経過
　　平成15年12月　　X，Y病院で帝王切開術を受ける。
　　　　　　　　　　その後腹部に痛み，違和感
　　平成19年5月　　X，複数の別病院で検査
　　　　　　　　　　別病院で開腹手術を受け，ガーゼ発見，摘出

争いの概要

1　申立人の主張
　①XがY病院で帝王切開術を受けた際，体内にガーゼを残置された。
　②損害
　　ア　治療関係費　　25万6948円
　　イ　入院雑費　　　1万6500円
　　ウ　通院交通費　　5万5000円
　　エ　休業損害　　　58万4148円
　　オ　付添費用　　　11万8902円
　　カ　慰謝料　　　　1000万円
　　キ　弁護士費用　　110万3150円
　　ク　合計　　　　　1213万4648円
　③適切な謝罪

2 相手方の主張
①ガーゼ残置の事実，責任原因は争わない。
②謝罪し，適切な額の補償をする意思はあるが，請求額が過大。
③和解金は，交渉段階提示の慰謝料95万円，総額178万円が相当。

3 争点
①損害

> 仲裁人の判断

1 判断の経過（和解経過）

1）第1回期日
Yから本人出頭しての謝罪，慰謝料250万円の提示
あっせん案
ア 慰謝料250万円，その他損害加えた総額335万円
イ Y医師本人が出頭し直接謝罪

2）期日間に和解条項案を調整

3）第2回期日
成立

2 結論
ア Y医師出頭し，Xに直接謝罪
イ 再発防止策の確約
ウ 和解金335万円
エ 将来の後遺障害発生の場合の補償
オ その他

> その他

1 参考資料，判例等

2 その他本件で特に苦労された点，同種事件へのアドバイス等

仲裁解決事例報告書⑧

第二東京弁護士会仲裁センター運営委員会

事 件 番 号	平成○○年度（仲）第＊＊号
事 件 名	謝罪・損害賠償請求　和解あっせん事件
当 事 者	申立人（□法人　☑個人）　相手方（☑法人　□個人）
仲裁申立年月日	平成20年4月15日
終 了 年 月 日	平成20年11月19日
審 理 回 数	4回
審 理 期 間	219日間
紛 争 の 価 額	5,430,000円
成 立 手 数 料	300,000円
弁護士の有無	☑申立人（途中から）　☑相手方　□双方無し
終 結 結 果	□仲裁判断　☑和解成立

（作成者：○○○○）

事件関係図

1　当事者
　　X　患者本人
　　Y　病院

2　仲裁人　3名

3　経過
　　平成19年7月　Xが，Y病院で副鼻腔炎手術を受けた際に，視神経，目の筋肉を損傷

争いの概要

1　申立人の主張
　①Y病院での副鼻腔炎手術の際に，視神経，目の筋肉を損傷した。
　②謝罪と適切な補償を求める。
　　申立時点では，具体的な金額の主張無し。
　　第2回期日後に，金額の提示
　　　ア　後遺症逸失利益　955万2570円
　　　　　12級相当14％喪失
　　　　　本来平均余命半分の12年間だが，ADRの趣旨から65歳まで7年を喪失期間
　　　　　基礎収入は現在実収，定年後はその半額
　　　イ　後遺症慰謝料290万円
　　　ウ　その他　退院長期化による治療費，入院費，弁護士費用等も損害だが，ADRの趣旨から独立費目での請求はしない。
　　　エ　計1245万2570円

2　相手方の主張
　①責任原因，因果関係は認める。
　②損害額争う
　　慰謝料290万円
　　逸失利益　95万円
　　　復職しており減収なし
　　　定年後の再就職に限り9%，5年，賃セ年齢別学歴計で算出

3　争点
　①損害額

仲裁人の判断

1　判断の経過（和解経過）

1）第1回期日
　争点整理
　現在の症状の確認のため検査を実施する。

2）期日間にY病院で検査実施
　眼科部長より丁寧な説明と謝罪ありとのこと。

3）第2回期日
　検査結果提出
　次回，Xの具体的な損害額の主張，Yこれに対する意見を

4）第3回期日
　X案，Y案
　双方よりあっせん案の希望
　あっせん案提示
　　ア　逸失利益　253万円
　　　　12級，大卒年齢別平均，喪失率9%，5年間
　　イ　慰謝料　290万円
　　ウ　計　543万円
　双方検討で続行

5）第4回期日
　和解成立

2　結論
　①解決金　543万円
　②手数料折半
　③秘密保持

仲裁解決事例報告書⑨

第二東京弁護士会仲裁センター運営委員会

事 件 番 号	平成○○年度（仲）第＊＊号
事 件 名	損害賠償・慰謝料請求　和解あっせん事件
当 事 者	申立人（☐法人　☑個人）　相手方（☑法人　☑個人）
仲裁申立年月日	平成２０年５月２２日
終 了 年 月 日	平成２０年１０月２２日
審 理 回 数	４回
審 理 期 間	１５４日間
紛 争 の 価 額	２，５００，０００円
成 立 手 数 料	２００，０００円
弁護士の有無	☐申立人　　☐相手方　　☑双方無し
終 結 結 果	☐仲裁判断　　☑和解成立

（作成者：○○○○）

事件関係図

1　当事者
　　X　患者本人
　　Y　病院，医師1名

2　仲裁人　2名

3　経過
　　XはY病院で6年以上前から健康チェック，前立腺癌の検査を受診
　　平成15年3月　　PSA値が高い（4.0）としてMRI検査，生検を実施。
　　　　　　　　　結果問題なし
　　平成20年2月　　生検を行い（他病院に依頼），前立腺癌発見

争いの概要

1　申立人の主張
　　①平成15年3月の生検実施後もPSA値が上昇を続けたのであるから，遅くとも同年11月（PSA15.0）には再生検を行うべきだった。
　　②再生検を適時に行っていれば，癌は早期に発見でき，高額の治療費も不要だった。
　　③損害
　　　ア　治療費　　125万8000円（転院後の初期の治療費？）
　　　イ　慰謝料　　200万円
　　　ウ　合計　　　325万8000円

2　相手方の主張
　　①主治医による再生検の指示が結果的に遅かったのは確かである。

②ただし，適時に再生検を行っていても，早期発見できたか，治療費抑制できたかは疑問。

3　争点
　①責任原因
　②損害

> 仲裁人の判断

1　判断の経過（和解経過）

1）第1回期日
　当事者双方とも，責任の有無を明確にするのはさておき，互譲し，ソフトな解決を目指す，との意向。

2）第2回期日
　あっせん人案　和解金250万円

3）第3回期日
　続行

4）第4回期日
　和解成立

2　結論
　①解決金　250万円
　②手数料折半
　③秘密保持

> その他

1　参考資料，判例等

2　その他本件で特に苦労された点，同種事件へのアドバイス等

仲裁解決事例報告書⑩

第二東京弁護士会仲裁センター運営委員会

事 件 番 号	平成〇〇年度（仲）第＊＊号
事 件 名	謝罪及び損害賠償等請求　和解あっせん事件
当 事 者	申立人（□法人　☑個人）　相手方（☑法人　□個人）
仲裁申立年月日	平成２０年６月１２日
終 了 年 月 日	平成２０年８月３１日
審 理 回 数	２回
審 理 期 間	８１日間
紛 争 の 価 額	５００，０００円
成 立 手 数 料	４０，０００円
弁護士の有無	☑申立人　　　☑相手方　　　□双方無し
終 結 結 果	□仲裁判断　　☑和解成立

（作成者：〇〇〇〇）

事件関係図

1 当事者
　　X　患者本人
　　Y　病院

2 仲裁人　3名

3 経過
　　平成18年10月　　X，Y病院の人間ドック受診
　　　　　　12月　　同，精密検査受診
　　平成19年10月　　別病院でXに腎腫瘍発見
　　　　　　12月　　別病院でX，左腎全摘除手術

争いの概要

1 申立人の主張
　①人間ドック，精密検査で腎腫瘍を発見できず。発見が遅れ腎臓全摘を余儀なくされた。
　②腎腫瘍見落としの過失
　③Yは当初見落としを認めていたが，後に責任を否定。対応も不誠実。
　④謝罪と説明
　⑤損害　慰謝料100万円

2 相手方の主張
　①過失否認
　②謝罪，説明の必要はない。
　③損害争う。

3　争点
　①責任原因
　②謝罪，説明の要否
　③損害

仲裁人の判断

1　判断の経過（和解経過）

1）第1回期日前
　あっせん人から相手方に医療記録の開示を求め，提出される。

2）第1回期日
　あっせん人事務所で開催
　あっせん案
　見落としの事実は動かせないが，原因追及はしない。「解決金」名目で。
　①腫瘍発見できなかったことの謝罪
　②解決金　数十万，30〜50万か　Yに検討を

3）期日間調整

4）第2回期日
　成立

2　結論
　①謝罪
　②解決金　50万円
　③成立手数料折半
　④Yの再発防止策講じたことの宣明，秘密保持は口頭で。

その他

1　参考資料，判例等

2　その他本件で特に苦労された点，同種事件へのアドバイス等

仲裁解決事例報告書⑪

第二東京弁護士会仲裁センター運営委員会

事 件 番 号	平成○○年度（仲）第＊＊号
事 件 名	損害賠償等請求　和解あっせん事件
当 事 者	申立人（□法人　☑個人）　相手方（☑法人　☑個人）
仲裁申立年月日	平成２０年６月１６日
終 了 年 月 日	平成２０年１０月２２日
審 理 回 数	5回
審 理 期 間	１２９日間
紛 争 の 価 額	２４０，０００円
成 立 手 数 料	１９，０００円
弁護士の有無	☑申立人　　☑相手方　　□双方無し
終 結 結 果	□仲裁判断　　☑和解成立

（作成者：○○○○）

事件関係図

1　当事者
　　X　患者本人
　　Y　病院，医師2名，計3名

2　仲裁人　1名

3　経過
　　平成18年 6月初旬　　X，足の裏の怪我でY病院を受診
　　　　　　　　　　　　その後2度Y病院受診
　　　　　　　同月中旬　　別病院を受診，傷口切開しガラス片を除去

争いの概要

1　申立人の主張
　①自宅でガラス片を踏んだ，と説明し受診。Y病院では，ガラス片は残っていないと診断された。その後2度の通院で痛みを訴えても，異物は残っていない，問題ない旨の説明。レントゲン撮影等の検査無し。
　②他病院受診したところ，レントゲン撮影によりガラス片が発見された。
　③適切な検査を行わず，ガラス片残存を見落とした過失
　④損害
　　ア　リハビリ・トレーニング費用　31万3200円
　　　　痛みのため不規則な歩行をしたことで膝，腰に痛みが残った。
　　イ　タクシー代　　　　　　　　　1万4610円
　　ウ　慰謝料　　　　　　　　　　　100万円
　　エ　合計　　　　　　　　　　　　132万7810円
2　相手方の主張

①Xからは受傷状況の具体的な説明無し。ガラス片は残っていないとの確定診断はしていない。Xの痛みの訴えは大したものではなく，保険証も持参していなかったため，レントゲン検査を行うまでの必要性は認めなかった。
②過失否認
③損害争う。
1年間ものリハビリ・トレーニングは必要性，相当性を欠く。
既往症があるのではないか。

3　争点
　①責任原因
　②損害

> 仲裁人の判断

1　判断の経過（和解経過）

1）第1回期日前
あっせん人から，Xに転院先のカルテ等，YにYのカルテ等の提出を指示。
Xに，相手方はY病院の担当医師個人も含むのか否かの確認。

2）第1～3回期日
争点整理
　　①過失，義務違反の特定
　　②損害との因果関係
　　　膝，腰の痛みは既往症？
　　　トレーナーによるリハビリ・トレーニング費用で，医師の診断無し
第3回期日にあっせん人案提示
見舞金20万円＋手数料負担

3）第4回期日
あっせん人，和解契約書案提示
続行

4）第5回期日
和解成立

2　結論
　①解決金　24万円
　②手数料折半（ただし，実質X負担生じないように解決金額を増額している）
　③秘密保持
　④その他

仲裁解決事例報告書⑫

東京弁護士会紛争解決センター運営委員会

事 件 番 号	平成〇〇年度（仲）第＊＊号
事 件 名	損害賠償請求事件
当 事 者	申立人　患者 相手方　大学病院
仲裁申立年月日	平成20年1月20日
終 了 年 月 日	平成20年11月26日
審 理 回 数	5回
審 理 期 間	平成20年6月10日～11月26日までの5か月半
紛 争 の 価 額	金651万7390円
成 立 手 数 料	金8万4000円
弁護士の有無	相手方に弁護士有
終 結 結 果	平成20年11月26日和解契約成立

（作成者：〇〇〇〇）

事件関係図

患者　　　―――――→　　大学病院
　　　損害賠償請求

争いの概要

1　申立人の主張

　相手方は、申立人に対し、平成19年8月7日、相手方病院において行った左

卵巣嚢腫腹腔鏡下切除術により申立人のＳ状結腸を損傷し、その後の術後管理を怠ったため、申立人は、平成１９年８月１３日、Ｓ状結腸穿孔による腹膜炎に至り、同日、再手術により、人工肛門造設（後日、平成１９年１２月２２日人工肛門閉鎖）、虫垂切除を行うに至り、自然妊娠の可能性も奪われた。これにより、申立人が被った次の損害の合計金６５１万７３９０円の賠償を求める。

　［損害額の内訳］
　　① 就労不能になったことによる６か月間の逸失利益　　　　金８４万円
　　② ９月に予定していた旅行のキャンセル料　　　　　　　金３万６９８０円
　　③ 人工肛門用パウチの購入費用　　　　　　　　　　　　金２万６４００円
　　④ 人工肛門閉鎖のための手術・検査費用、交通費　　　　金２２万０９９０円
　　⑤ Ｓ状結腸穿孔、腹膜炎の手術と人工肛門閉鎖の手術の傷跡を形成するための費用　　　　　　　　　　　　　　　　　　　　　　　　　　約金１０万円
　　⑥ 平成１９年８月１３日の術後、身の回りの介護が必要となったため親族が介護のために通院を余儀なくされたことにより生じた付添費、交通費
　　　　　　　　　　　　　　　　　　　　　　　　　　　　金２１万３６００円
　　⑦ 診療録開示の際のカルテ・Ｘ線フィルム画像・手術画像のコピー費用
　　　　　　　　　　　　　　　　　　　　　　　　　　　　金７万９４２０円
　　⑧ 自然妊娠の可能性がなくなった等の身体的・精神的損害に対する慰謝料
　　　　　　　　　　　　　　　　　　　　　　　　　　　　金５００万円

2　相手方の主張

　申立人に生じたＳ状結腸損傷及びＳ状結腸穿孔等は、相手方の過誤によるものではなく、損害を賠償する義務はない。

3　争点

　術後の管理や穿孔後の処置等、再手術に至るまでの過程における相手方の過失の有無

> あっせん人の判断

1 判断の経過（和解経過）

 (1) 第1回目

　　［主張の整理］

　　　申立人は、腸管穿孔自体を相手方の過失によるものであると主張しているのではなく、膠原病を持病とし、腸管を脆弱にするという副作用がある薬「プレドニン」を服用していた申立人に対し、腸管穿孔等の高度の危険性を意識した術後の管理を相手方が怠ったことにより腹膜炎をおこし、人工肛門造設の再手術をするにまで至り、自然妊娠の可能性も奪われたことを問題にしていることを確認しあった。

　　［争点整理］

　　　申立人の主張を整理した結果に基づき、申立人が、相手方の術後の管理について疑問に思っている事項について、次回までに、相手方に回答を求めることとした。

 (2) 第2回目

　　［争点整理］

　　　第1回目と第2回目の期日間に交換された申立人の質問に対する相手方の回答を踏まえて、改めて申立人が疑問に思う点について再質問してもらい、次回までに、相手方に回答を求めることとした。

 (3) 第3回目

　　［争点整理］

　　　相手方より、第2回目以降に出された申立人の質問に対する回答が提出されたが、申立人から、さらなる質問が提出された。これに対し、相手方は、申立人の質問に対しては回答を尽くしているので、ここで、申立人から解決金の提示をしてもらい、その額をみて、話し合いの余地があればこの手続きを続けるが、そうでなければ、そこで打ち切りたい旨の申し出があった。

これまでの相手方の主な回答内容は、膠原病に使用されるプレドニン、または、それに相当する糖質コルチコイドを長期間大量に投与されている症例では、創傷治癒能力や免疫能力が低下し、易感染状態となっているため、消化器外科手術においては、縫合不全や手術部位感染のリスクも高い。それゆえ、本件手術の際も、安全性・確実性の高い人口肛門造設・二期的再建等の吻合のない術式を選択したが、本件のように、プレドニンの投与が５㎎／day相当以下の場合、視床下部ー下垂体ー副腎皮質系機能の程度は正常に保たれているとされており、しかも、本件は、消化器ではなく、婦人科臓器の手術であったことから、腸管脆弱から腸管穿孔に至る危険性が高い状況にあったとは言い難い。術後数日間の発熱は、手術侵襲に伴う吸収熱と考えられ、腸管穿孔や腹膜炎を示唆する症状や所見も認めれなかった。自然妊娠は極めて困難であると考えられるが、子宮内膜症の治療や手術後に、卵管が再疎通する可能性がないとはいえず、手術後の状態が十分に落ち着いた後、今後の不妊治療の方針を決定する際、申立人に説明する予定をしていたというものであった。

　このような回答を踏まえたうえで、あっせん人から、申立人に対し、相手方の意向を伝えるとともに、あっせん・仲裁手続について説明し、これ以上の質疑のやりとりを本手続ですることはできない旨を説明し、申立人に判断を委ねた。

　その結果、申立人は、賠償金額の協議に入ることを承諾し、請求金額を金３００万円に変更し、賠償を求めた。

　そこで、次回までに、この申立人の提示額に対する回答を相手方に求めることとなった。

(4) 第４回目

　第３回目で申立人より提示された金３００万円という損害賠償金額に対し、相手方から金１００万円との回答があったため、次回までに、申立人が検討す

ることとなった。

(5) 第5回目

第4回目の期日後、相手方より、申立人に対し、治療費の未払分として金65万9310円の債権と預り金7万円の返還債務が残っていることが判明したとして、前回の提示額金100万円をもとに、これらを清算した後の金41万0690円（100万円－65万9310円＋7万円）を支払うことで和解解決を希望する旨の申し出がなされた。

この段階になって、相手方が未払治療費清算の話を持ち出したことに申立人が激しく抗議したことを踏まえ、相手方から、改めて和解金を金80万円とする旨の回答が期日前に示された。

以上の期日間における当事者間のやりとりを受けて協議を行い、あっせん人としても、この段階に至ってから、申立人に対し、未払債務の請求を主張することは、相手方の不手際であるとして再考を求めたところ、和解金として金85万円、成立手数料金8万4000円の負担割合を3対5とし、申立人が金3万1500円、相手方が金5万2500円を支払うことで合意が成立した。

2　結論

相手方は、申立人に対し、和解金として金85万円を支払い、本手続きに関する成立手数料は、申立人が金3万1500円、相手方が金5万2500円を負担すること等を主な内容とする和解契約が別紙のとおり成立した。

その他

1　参考資料・判例等

①　「子宮内膜症取扱い規約　第2部　治療編・診療編」11頁・2004年10月・日本産科婦人科学会編（金原出版株式会社）

②　「日鏡外会誌」11巻5号527頁・2006年10月『内視鏡外科手術に関するアンケート調査』

③　「British Journal of Surgery」１２５３頁・２００４年『Bowel injury as a complication of laparoscopy』
　④　「産科と婦人科」１５９１頁・２００６年１１月『術中のアクシデントに際して　３）腹腔鏡下手術中のアクシデント』
　⑤　「エンドメトリオーシス研究会誌」６２頁・２００６年・『深部子宮内膜症に対する腹腔鏡下手術』
　⑥　「外科治療４」９８巻４号３６７頁・２００８年『ステロイド投与患者の周術期管理』
2　その他本件で特に苦労した点・同種事件へのアドバイス等
　　申立人に代理人弁護士はついていなかったが、冷静に話を聞き、合理的な判断もできる人物であった。そのため、あっせん・仲裁手続きの中で、申立人の疑問について、相手方から可能な限りの回答が得られたことで、裁判になった場合のリスク等も考慮し、当事者双方とも合理的な判断を下し、金銭解決に至ったものである。
　　あっせん・仲裁手続きの中で、申立人の疑問点に対し、相手方にもできる限り明らかにしてもらったうえで、裁判手続き（メリット・デメリット）についてもよく説明し、あっせん・仲裁手続きによる解決のメリットを合理的に判断してもらうことが有効である。　　　　　　　　　　　　　　　　　　　　　　以上

仲裁解決事例報告書⑬

東京弁護士会紛争解決センター運営委員会

事件番号	平成〇〇年度（仲）第＊＊号
事件名	説明請求事件
当事者	申立人　患者　　　　相手方　特定医療法人社団
仲裁申立年月日	平成19年　9月27日
終了年月日	平成20年　1月11日
審理回数	3回
審理期間	79日間
紛争の価額	300,000円
成立手数料	25,200円
弁護士の有無	申立人：無　　相手方：有
終結結果	和解成立

（作成者：〇〇〇〇）

事件関係図

申立人　　　　　　　　相手方

患者（申立人実母）

平成19年　4月　27日	入院　介護疲労の軽減、在宅調整、多発外傷、るいそう
平成19年　5月　4日頃	心不全増悪　5/13頃改善
平成19年　8月　14日	心不全による呼吸不全　8/15～改善に向かう
平成19年　8月　18日	呼吸状態悪化
平成19年　9月　2日	死亡（肺炎）

> 争いの概要

1　申立人の主張
- 入院時、患者の慢性心不全は軽く、入院目的は申立人の介護疲労の軽減と患者の栄養状態の調整・改善であり、入院期間は２週間であった。
- しかしながら、相手方の慢性心不全に対する対応が後手後手で十分でなかった結果、入院中２度にわたり心不全を悪化させ、これが原因で肺炎となり、死亡するに至った。患者の義歯の取り違えを申立人に指摘されるまで気付かなかったことに、相手方対応の遅れと怠慢が示されている。
- 相手方は、申立人及び申立人の兄に対して、対応が遅れたことを認めて謝罪している。

2　相手方の主張
- 医療過誤はない。
- 医療過誤がなくとも、謝罪することはあってもよいと考えている。診断と治療の妥当性については、後から分かるケースがあるからである。
- 肺炎は痰のつまり、口中内の細菌などが原因であり、心不全が原因ではない。
- 義歯の取り違えについては謝罪する。解決金としては１０万円程度。

3　争点
- 慢性心不全の治療に過失があったか。
　　利尿剤投与量の調整、むくみの発見の遅れ、カロリーの調整など
- 肺炎は心不全の悪化が原因か

> 仲裁人の判断

1　判断の経過（和解経過）
- 提出された資料では、医療過誤の存否を判断することは当センターでは困難であり

訴訟せざるを得ないことを申立人に伝える。
- 双方、当センターでの解決を希望しているので、妥当な解決点をさぐった。
- 申立人の不満、不信、疑問を十分に聴き、相手方に説明を求めた。さらに相手方にカルテを開示してもらい、申立人には、カルテを基に専門医の意見を徴することを勧めた。
- 相手方に対して、義歯取り違えの件、2回目の心不全の悪化の兆候が出ていたにもかかわらず患者にリハビリを継続させていたこと、当センターでの解決をふまえ、解決金50万円を提案。他方、申立人に対しては、相手方の解決金の提案は10万円＋αであるが、当センターでさらに増額を検討することを求めている旨を伝え、双方に最終的な回答を求めた。

2　結論
　　第3回期日において、和解金30万円の支払いで和解成立した。

その他

以上

資料 12　紛争類型別受理事件一覧表

		第二東京	大阪	新潟県	東京	広島	横浜	第一東京	埼玉	岡山	愛知県	西三河	岐阜県	石見	京都	兵庫県	山梨県	奈良	天神	北九州	札幌	仙台	久留米	愛媛	山形県	静岡県	鹿児島県	福島県	合計
1	不動産売買をめぐる紛争	5	0	0	8	0	0	0	0	3	9	1	0	0	1	1	0	0	2	0	0	3	0	0	0	2	1	0	36
	手付金返還等	2			3						3											1				1	1		11
	契約解除	1			1						2																		4
	買い戻し				1																								1
	その他	2			3					3	4	1			1	1			2			2				1			20
2	不動産賃貸借をめぐる紛争	13	3	1	10	0	1	4	0	1	31	2	0	0	1	1	0	0	2	1	12	7	1	0	0	1	0	0	92
	明渡	7			6			2			7									1	4								27
	賃料増額		1	1	1		1				2				1						1								6
	賃料減額																10												10
	敷金・保証金返還	3									1					1			1										6
	賃料配分・管理費用分担																												0
	滞納賃料	1		1	1						3								1							1			8
	原状回復費用				1						1																		3
	更新料						1																						1
	借地権買取																												0
	修理・修繕費用		1		1			1		1	3																		6
	その他	2	1					1			14	2								1		2	1						25
3	請負契約をめぐる紛争	10	7	2	2	1	2	3	1	7	32	6	0	0	2	1	0	0	2	0	2	9	1	0	0	2	1	1	94
	建築工事代金	4	1	1		1	1	1		1	14	4			1				1			5				1	1		37
	契約の解除		1		1					1									1		1								5
	建築工事の損害	4	1				1	1		2	6	1			1	1						1				1			20
	デザイン料					1																1							2
	その他	2	4	1	1		1		1	3	12	1									1	2	1						30
4	貸金をめぐる紛争	1	1	0	5	0	0	1	0	5	8	3	0	0	1	1	0	0	0	0	2	3	0	0	0	2	0	0	33
5	その他の契約紛争	21	3	0	14	2	2	6	1	6	41	3	0	0	0	2	0	0	1	1	5	8	0	0	0	4	0	1	121
	リース契約	1			2						1										3								7
	商品委託取引										1																		1
	預り金返還	3	1								2										1								7
	動産売買										6																		6
	銀行関係	2			1						3																		6
	手数料返還	1																											1
	契約不履行	7			10			1	1	4	6								1	1	2	1				3			37
	消費者紛争	4				1	2			1	4	1																	13
	立替金										1	1																	2
	債務弁済協定	2									2																		4
	その他	1	2		1	1		5		1	15	1				2						3	4			2			38
6	債務不存在確認	1	2	0	0	0	0	0	1	0	1	0	0	0	0	0	0	0	0	0	5	5	0	0	0	1	0	0	16
7	不法行為をめぐる紛争	28	30	1	48	4	7	18	5	45	88	14	0	0	7	6	0	3	4	2	11	49	4	0	0	15	1	4	394
	けんか	2	3		2			1			4	2										1				2			17
	動物事故															1		1				2							4
	交通事故		7		4	1		1		31	13	4				2						4	3			1		1	72
	医療過誤	11	2	1	23			8	1	2	32	2			1	1			3		3	9				1			100
	名誉毀損	2			2	1					1															4			10
	近隣紛争	1			6			2		1	5				1				1	1	7				1			26
	婚姻外男女関係	3	2		2	1	1	2		1	11	1			1			2		1	4	8				1			41
	賠償額確定	5			4			1	4	6	2	4			3	2			1			1	1			3			36
	スポーツ事故																					1							1
	故意による加害	1			1						4	1								1	1	2				2	1		14
	その他	3	16		4	1	6	3		4	16								2		14					1		3	73
8	知的財産権がらみの紛争	2	0	0	0	0	0	0	0	0	2	0	0	0	0	0	0	0	0	0	2	1	0	0	0	1	0	0	8
9	家族間の紛争	10	6	0	7	1	4	3	2	4	33	2	1	0	3	0	0	0	1	0	1	8	0	3	1	5	0	0	95
	離婚・夫婦関係調整	6	1		3	1	3	1	2	2	12	1	1		1				1			1				2			35
	婚約破棄		1		1						4																		6
	養育費・親権	1			3					1																			5
	相続	3	1			1	2			1	7				2						4	1		3					25
	親子関係										1													1	1	2			5
	その他		3				1				9	1									1	2		1					19
10	職場の紛争	4	5	1	2	2	1	2	1	7	11	2	0	0	2	2	0	0	2	0	3	6	1	0	0	6	0	0	63
	解雇・退職	3			2		1	1	1	4	4					1	2					4				4			29
	労働災害		1								1	2																	4
	賃金		1	1						1	3								1			1							7
	その他	1	4		2	1		1		2	1				1				2		3	1	1			2			23
11	会社関係の紛争	0	0	0	2	0	0	0	0	4	9	2	0	0	0	0	0	0	0	0	1	1	1	0	0	0	0	0	21
12	相隣関係	3	2	1	0	1	4	1	0	3	3	2	0	0	0	1	0	0	0	0	2	1	0	0	0	0	0	0	24
13	マンション（区分所有）関係	0	0	0	1	0	0	1	0	0	0	0	0	0	0	0	0	0	0	0	0	0	0	0	0	0	0	0	2
	管理費滞納等																												0
	その他				1						1																		2
14	その他	11	4	0	5	0	1	0	0	3	0	2	0	0	0	0	0	0	0	0	0	0	0	0	0	0	0	0	34
	合　計	109	63	6	107	10	23	38	11	88	277	37	1	0	15	15	2	3	14	6	45	101	9	4	1	39	3	6	1033

資料13 紛争類型別解決事件一覧表

		第二東京	大阪	新潟県	東京	広島	横浜	第一東京	埼玉	岡山	愛知県	西三河	岐阜県	石見	京都	兵庫県	山梨県	奈良	天神	北九州	札幌	仙台	久留米	愛媛	山形県	静岡県	鹿児島県	福島県	合計
1	不動産売買をめぐる紛争	7	0	0	5	0	1	0	0	0	2	0	0	0	1	0	0	0	1	2	0	0	1	0	0	0	2	0	0	22
	手付金返還等	5																									1			6
	契約解除				3																	1								4
	買い戻し																													0
	その他	2			2		1				2				1				1	2							1			12
2	不動産賃貸借をめぐる紛争	2	0	1	2	0	0	3	0	1	11	0	0	0	0	0	0	0	0	4	4	1	0	0	1	0	0	0	30
	明渡	1			2			2			2										2									9
	賃料増額																	1												1
	賃料減額																	3												3
	敷金・保証金返還										1																			1
	賃料配分・管理費用分担																													0
	滞納賃料			1							1														1					3
	原状回復費用				2																									2
	更新料																													0
	借地権買取																													0
	修理・修繕費用										1																			1
	その他	1						1		1	5										2	1								10
3	請負契約をめぐる紛争	2	2	1	3	0	2	1	1	5	14	4	0	0	0	0	0	2	0	1	5	2	0	1	0	0	0	0	48
	建築工事代金	1			1		1			1	2	2						1			2									11
	契約の解除	1	1		1						2									1		1								7
	建築工事の瑕疵		1				1	1	1	2	1	1									1	2		1						11
	デザイン料						1																							1
	その他			1	1					2	9	1						2			1	1								18
4	貸金をめぐる紛争	0	0	0	0	0	0	0	0	1	3	0	0	0	0	0	0	0	0	1	2	0	0	0	2	0	0	0	9
5	その他の契約紛争	10	0	0	7	1	0	2	1	3	10	1	0	0	0	0	0	0	0	4	3	0	0	0	1	0	0	0	43
	リース契約	1			1																1									3
	商品委託取引																													0
	預り金返還																													0
	動産売買										4																			4
	銀行関係	1																												1
	手数料返還																													0
	契約不履行	3			1				1	2	2										1									10
	消費者紛争	2			4						2																			8
	立替金																													0
	債務弁済協定	1																												1
	その他	2			1	1		2		1	2	1								3	2				1					16
6	債務不存在確認	1	1	0	0	0	0	0	1	0	1	0	0	0	0	0	0	0	0	1	3	0	0	0	1	0	0	0	9
7	不法行為をめぐる紛争	11	11	0	16	2	3	4	0	35	49	8	0	0	3	3	0	2	1	1	7	16	1	0	0	9	1	2	185
	けんか		1		3			1			5	1										1				2				14
	動物事故																					1								1
	交通事故		3		3	1				28	7	1									1	1	1							46
	医療過誤	4	1		4			2		1	19	1			1						2	2								37
	名誉毀損																									2				2
	近隣紛争	2			2																	1				1				7
	婚姻外男女関係	2			1						8	1								1	4	6				1				25
	賠償額確定	2			3						4	2			3			2	1		2	1				1				24
	スポーツ事故		1																											1
	故意による加害										4	1														1				6
	その他	1	5			1	3	1		2	3										1	3				1			2	22
8	知的財産権がらみの紛争	0	0	0	1	0	0	0	0	1	0	0	0	0	0	0	0	0	0	0	0	0	0	0	0	0	0	0	2
9	家族間の紛争	4	3	0	5	0	1	1	0	1	8	0	0	0	1	0	0	0	0	1	3	0	0	0	1	0	0	0	29
	離婚・夫婦関係調整	3			1		1	1		1	3										1	1								11
	婚約破棄		2																											2
	養育費・親権				3																									3
	相続	1									1				3					1		1								7
	親子関係																									1				1
	その他		1		1						2										1	1								5
10	職場の紛争	4	2	0	4	0	1	1	0	2	2	0	0	0	0	1	0	0	0	2	0	0	2	0	0	2	0	0	23
	解雇・退職	2						1		1	1						1						1			2				8
	労働災害																													0
	賃金	1	1		1																									3
	その他	1	1		3		1			1	1										1		1							10
11	会社関係の紛争	0	0	0	2	0	0	1	0	0	4	0	0	0	0	0	0	0	0	0	0	0	1	1	0	0	0	0	9
12	相隣関係	1	0	0	1	1	1	0	0	0	1	0	0	0	0	0	0	0	0	0	1	0	0	0	0	0	0	0	6
13	マンション（区分所有）関係	0	0	0	0	0	0	0	0	0	0	0	0	0	0	0	0	0	0	0	0	0	0	0	0	0	0	0	0
	管理費滞納等																													0
	その他																													0
14	その他	4	1	0	2	0	0	1	0	1	5	0	0	0	0	0	0	0	0	0	0	0	0	0	0	0	0	0	14
	合計	46	20	2	48	4	9	14	3	50	111	15	0	0	5	5	1	3	5	19	39	5	1	1	19	1	2	429	

資料14 医薬品副作用被害救済制度・生物由来製品感染等被害救済制度の給付一覧（平成20年4月1日現在）

給付の種類	給付の内容	給付額
医療費	副作用又は感染等による疾病の治療（注1）に要した費用を実費補償するもの。	健康保険等による給付の額を除いた自己負担分
医療手当	副作用又は感染等による疾病の治療（注1）に伴う医療費以外の費用の負担に着目して給付されるもの。	通院の場合　一月のうち3日以上　　35,800円 　　　　　　 一月のうち3日未満　　33,800円 入院の場合　一月のうち8日以上　　33,800円 　　　　　　 一月のうち8日未満　　35,800円 入院と通院がある場合　　　　　　　35,800円
障害年金	副作用又は感染等により一定程度の障害の状態にある18歳以上の人の生活保障等を目的として給付されるもの。	1級の場合　年額2,720,400円（月額226,700円） 2級の場合　年額2,175,600円（月額181,300円）
障害児養育年金	副作用又は感染等により一定程度の障害の状態にある18歳未満の人を養育する人に対して給付されるもの。（注2）	1級の場合　年額 850,800円（月額70,900円） 2級の場合　年額 680,400円（月額56,700円）
遺族年金	生計維持者が副作用又は感染等により死亡した場合にその遺族の生活の立て直し等を目的として給付されるもの。	年額2,378,400円（月額198,200円）を10年間 但し、死亡した本人が障害年金を受けていた場合、その期間が7年に満たないときは10年からその期間を控除した期間、7年以上のときは3年間。
遺族一時金	生計維持者以外の者が副作用又は感染等により死亡した場合に、その遺族に対する見舞い等を目的として給付されるもの。	7,135,200円 但し、遺族年金が支給されていた場合には、当該支給額を控除した額
葬祭料	副作用又は感染等により死亡した者の葬祭に伴う出費に着目して給付されるもの。	199,000円

（注1）医療費・医療手当の給付の対象となるのは、副作用又は感染等による疾病が「入院治療を必要とする程度」の場合。
（注2）障害年金・障害児養育年金の給付の対象となるのは、副作用又は感染等による障害の状態の程度が国民年金の1級又は2級に相当する場合。

事項索引

●あ行

相手方応諾率……………………………48
医学的機序………………………………7
医学的知見………………………3,58,125,143
　　──の獲得………………………6
医学（医療）的適合性…………………92
医学文献の調査…………………………3
医師の経済的保証………………………15
医師賠償責任保険……………………14,37
医師賠償責任保険審査会制度…………14
医事紛争処理委員会……………………65
医師法……………………………………34
医薬品医療機器総合機構………………42
医薬品副作用被害救済基金……………78
医薬品副作用被害救済制度…………41,78,86
医療安全委員会…………………………33
医療安全推進室…………………………44
医療安全調査委員会…………………31,75,81
医療安全調査委員会設置法案大綱案
　　…………………………………36,80,178
医療ADR特別部会………………………110
医療ADRプロジェクトチーム…………46
医療側あっせん人…………………94,117,123
医療関係事件検討協議会………………46
医療機能評価機構………………………13
医療裁判外紛争解決（ADR）機関連絡調整
　　会議…………………………………36
医療（死亡）事故……………………34,81
医療事故鑑定委員会（ドイツの）……17
医療事故保険……………………………14
医療情報の適切な提供を実施するための指針
　　について……………………………60
医療訴訟…………………………………2
　　──の機能と役割……………………9
　　──の目的……………………………9
医療の安全の確保に向けた医療事故による死亡
　の原因究明・再発防止等の在り方に関する試案
　（第三次試案）……………………34,164

医療版ADR………………………………46
　　──の終了事案………………………49
　示談成立率……………………………49
　和解成立率……………………………49
医療メディエーション…………………13
医療メディエーター……………………13
因果関係…………………………………6
院内事故調査……………………………77

●か行

カルテの開示請求（権）……………59,61
患者側あっせん人…………………94,113,122
鑑定（カンファレンス鑑定）………5,69
　　──のあり方…………………………8
鑑定委員会（ドイツの）………………20
鑑定率……………………………………69
協力医との相談・意見書………………3
検査結果一覧表…………………………8
原状回復…………………………………37
個人情報保護法…………………………61

●さ行

再審査制度………………………………16
裁断型ADR機関…………………………97
再発防止………………………………37,77
裁判外紛争解決手続の利用の促進に関する法律
　（ADR法）…………………………13,91
産科医療補償制度……………………36,85
産科医療補償制度運営委員会…………40
事実整理案………………………………7
示談あっせん委員………………………51
示談あっせん回数………………………49
質問状……………………………………74
私的鑑定書（私的意見書）…………63,68
死亡究明のモデル事業…………………75
集中証拠調べ……………………………3,7
主張整理…………………………………7
主張要約書………………………………7

240　事項索引

証拠調べ……………………………………73
証拠保全……………………………………61
心証形成……………………………………6
人証調べ………………………………3,7,73
真相究明………………………………37,77
診療過程……………………………………3
診療過程（経過）一覧表……4-,8,62,152,154
診療記録……………………………………58
診療（記）録等の入手と検討………………3
診療情報の開示……………………………3
診療情報の提供等に関する指針…………59
誠実説明義務……………………………138
生物由来製品感染等被害救済制度………80
セカンド・オピニオン…………………137
責任判定の困難さ…………………………77
専門委員制度………………………………7
争点整理手続………………………………3
争点整理表……………………………7,155
争点（当事者の主張）の整理・確定………7
訴訟の終了…………………………………9
損益相殺……………………………………79
損害額算定のばらつき……………………77
損害賠償……………………………………37

● た行
第三者医師による助言の必要性……107,134
第三者的判定機構………………………15
代理人就任事案…………………………49
対話型ADR機関…………………………97
注意義務違反………………………………6
仲裁実務研究会……………………………46
仲裁人候補者（予定者）……………47,55,110
仲裁人候補者名簿…………………………55
中立あっせん人……………………113,122
調査委員会…………………………………16
調査分析モデル事業……………31,156,162
調停…………………………………………9
調停所（ドイツの）………………………20
東京三会医療ADR……………………46,91
　　——の基本方針……………………47
　　——の設立経緯……………………46

あっせん人の人数…………………………98
1名体制………………………48,94,124
応諾・不応諾件数…………………………98
3名体制………………………48,94,122
終了応諾事件の終了事由…………………99
代理人選任率……………………………100
仲裁解決事例報告書……………………194
2名体制………………………48,94,123
平均期間…………………………………100
申立件数……………………………………98
利用の理由………………………………102
東京三会医療ADR方式……………………94
東京三会医療関係事件検討協議会……96,147
東京三会仲裁センター連絡協議会………96
東京地裁医療集中部………………………2
　　——の審理のあり方………………3
　　——の審理の特徴…………………4
都道府県医師会……………………………16

● な行
日弁連医療ADR特別部会…………………56
日本医師会医師賠償責任保険制度……14,64

● は行
賠償審査委員会……………………………16
賠償責任審査会……………………………14
反省謝罪……………………………………37
被害感情……………………………………82
病院保険……………………………………14
付調停率……………………………………70
法律的適合性………………………………93

● ら行
利益相反……………………………………55

● わ行
和解…………………………………………9
和解勧試……………………………………10
和解契約書………………………………115
和解調停……………………………………71
和解率………………………………………72

241

◆執筆者紹介（五十音順）

大森夏織（おおもり・かおり）

1987年早稲田大学法学部卒業。1992年東京弁護士会登録。同年以降東京南部法律事務所所属。

木ノ元直樹（きのもと・なおき）

1982年中央大学法学部卒業。1988年第一東京弁護士会登録。2005年厚労科研「司法精神医療における精神障害者の人権擁護に関する研究」研究協力者。2006〜2011年厚労科研「医療観察法の運用における人権擁護に関する研究」研究協力者。2010年東京三弁護士会医療関係事件検討協議会委員長。2010〜2011年厚労科研「臓器提供施設における院内体制整備に関する研究」研究協力者。2010〜2011年厚労省「死因究明に資する死亡時画像診断の活用に関する検討会」委員。

畔柳達雄（くろやなぎ・たつお）

1955年東北大学法学部卒業。1957年第二東京弁護士会登録。1977年第二東京弁護士会副会長、日本弁護士連合会理事。1983年日本弁護士連合会資格審査委員会委員。1989年北里大学病院倫理委員会治験審査委員会委員。1994年科学技術庁「放射線医学総合研究所臨床医学研究倫理審査委員会」委員。1997年厚生省「カルテ等の診療情報の活用に関する検討会」委員。2000年神奈川県立がんセンター倫理委員会治験審査委員会委員。2001年国立感染症研究所医学研究委員会委員。2005年法学博士（東北大学）。

児玉安司（こだま・やすし）

1983年東京大学法学部卒業。1991年新潟大学医学部卒業。1994年第二東京弁護士会登録。1995年シカゴ大学ロースクール修士課程修了。1999年米国ニューヨーク州弁護士登録。2004年東京大学大学院医学系研究科特任教授。2007年東京三弁護士会医療ADR医療側仲裁人候補者。2008年日本弁護士連合会ADRセンター幹事。2009年医療裁判外紛争解決（ADR）機関連絡調整会議（厚労省）構成員。

佐原康之（さはら・やすゆき）

1989年金沢大学医学部卒業。1995年ハーバード大学大学院修士課程修了。1998年世界保健機関（WHO）本部サイエンティスト。2006年厚生労働省医療安全推進室長。2011年同省研究開発振興課長。

鈴木利廣（すずき・としひろ）

1969年中央大学法学部卒業。1976年東京弁護士会登録。2003年度東京三弁護士会医療関係事件検討協議会委員長。2004年明治大学法科大学院教授。2008年財団法人日本医療機能評価機構「産科医療補償制度」運営委員。2009年日本医師会「医療事故における責任問題検討委員会」委員。

中山ひとみ（なかやま・ひとみ）

1985年一橋大学法学部卒業。1991年第二東京弁護士会登録。2005年第二東京弁護士会高齢者・障害者財産管理センター委員長。2009年～2010年東京三弁護士会医療関係事件検討委員会副委員長。2011年第二東京弁護士会副会長

西内　岳（にしうち・たかし）

1973年慶應義塾大学法学部法律学科卒業。1985年第一東京弁護士会登録。1998年民事調停委員（東京簡易裁判所）。2006年慶應義塾大学法学部講師。2008年日本弁護士連合会ADRセンター幹事。2009年東京三弁護士会仲裁センター連絡協議会・医療関係事件検討協議会合同東京三会医療ADR検証プロジェクトチーム・同改善検討実行プロジェクトチーム委員長。2009年医療裁判外紛争解決（ADR）機関連絡調整会議（厚労省）構成員。

増田卓司（ますだ・たくじ）

1979年立命館大学法学部卒業。1990年名古屋（現愛知県）弁護士会登録。2007年愛知県弁護士会副会長。2008年日本弁護士連合会ADRセンター医療ADR特別部会長。2010年医療裁判外紛争解決（ADR）機関連絡調整会議（厚労省）委員。2011年愛知県弁護士会紛争解決センター運営特別委員会委員長。

松井菜採（まつい・なつみ）

1992年立教大学法学部卒業。1996年東京弁護士会登録。2006年日本医療安全調査機構「診療行為に関連した死亡の調査分析モデル事業」東京地域評価委員。2009年東京三弁護士会医療ADR小委員会委員長。同年財団法人日本医療機能評価機構「産科医療補償制度」原因分析委員会部会委員。

村田　渉（むらた・わたる）

1979年早稲田大学政治経済学部卒業。1984年判事補任官（東京地方裁判所）。1986年福岡地方・家庭裁判所小倉支部判事補。1989年最高裁判所事務総局刑事局付。1995年京都地方裁判所判事。1998年東京地方裁判所判事。2001年司法研修所教官（2部民裁教官）。2005年東京地方裁判所民事第34部　部総括判事。2011年司法研修所（2部民裁教官）。

由岐和広（ゆき・かずひろ）

1975年早稲田大学法学部卒業。1984年東京弁護士会登録。2009年東京弁護士会副会長。

渡部　晃（わたなべ・あきら）

1977年東京大学法学部卒業。1979年第一東京弁護士会登録。1992年通商産業省継続的役務取引適正化研究会委員。1994年東京簡易裁判所民事調停委員。1997年財団法人産業研究所競争政策研究会委員長。同年通商産業省企業法制研究会委員。1999年学習院大学法学部特別客員教授。2000年第一東京弁護士会仲裁センター運営委員会委員長。2003年成蹊大学法学部客員教授。2004年学習院大学法科大学院教授。2007年法務省ADR法認証審査参与員。2008年日本弁護士連合会ADRセンター委員長。2010年日本ADR協会理事。2011年日本仲裁人協会常務理事、仲裁・ADR法学会理事。

医療紛争解決とADR		日弁連ADRセンター双書 4

平成23年9月30日　初版 1 刷発行

編　者　日本弁護士連合会　ADR（裁判外紛争解決機関）センター
発行者　鯉　渕　友　南
発行所　株式会社 弘　文　堂　　101-0062　東京都千代田区神田駿河台1の7
　　　　　　　　　　　　　　　　TEL 03(3294)4801　　振替 00120-6-53909
　　　　　　　　　　　　　　　　http://www.koubundou.co.jp
装　丁　松　村　大　輔
印　刷　三　美　印　刷
製　本　牧　製　本　印　刷

© 2011 JFBA ADR (Alternative Dispute Resolution) Center. Printed in Japan
JCOPY 〈(社)出版者著作権管理機構　委託出版物〉
本書の無断複写は著作権法上での例外を除き禁じられています。複写される場合は、そのつど事前に、(社)出版者著作権管理機構（電話 03-3513-6969、FAX 03-3513-6979、e-mail：info@jcopy.or.jp）の許諾を得てください。
また、本書を代行業者等の第三者に依頼してスキャンやデジタル化することは、たとえ個人や家庭内での利用であっても一切認められておりません。

ISBN 978-4-335-32094-1

―― 好評発売中 ――

日弁連ADRセンター双書1

紛争解決手段としてのADR

ADRの実務に詳しい弁護士が、第1部で、紛争解決ツールとしてのADRの全体像を、沿革・位置付け・活動状況から明らかにし、第2部・第3部で、活用方法を理論面・実務面から解説。ADRを利用する上で押さえるべき事項・留意点を具体的に示す。 2940円

日弁連ADRセンター双書2

交通事故の損害賠償とADR

ADRが非常に発達した交通事故の民事賠償において、その運用の現状と利用法を解説。第1部で、交通事故損害賠償事案の全体像、事案にあたる際の重要ポイントといった基礎知識を紹介し、第2部では、ADRの実例に沿って、仕組み・利用の仕方を説明。 2835円

日弁連ADRセンター双書3

建築紛争解決とADR

第1部で、東京地裁の建築関係紛争の訴訟と調停の現状・課題を紹介。第2部では、建設工事紛争審査会・住宅紛争審査会の仕組み・利用方法を説明し、愛知県弁護士会ADRの取組みも紹介。建築紛争を解決する選択肢としてのADRの知識が身につく。 2940円

日弁連ADRセンター双書4

医療紛争解決とADR

第1部で東京地裁医療集中部の審理の特徴と手続の進め方、医療訴訟に詳しい弁護士による日本とドイツの賠償責任保険制度の比較、厚労省の医療安全調査委員会等への取組みを紹介。第2部・第3部では、東京三弁護士会の医療ADRの現状を分析し課題に言及。また事例紹介を交えて、ADRの上手な利用方法を紹介。 2940円

定価(税込)は、2011年8月現在のものです。